DE LA STÉRILITÉ

DE

L'HOMME ET DE LA FEMME,

ET DES MOYENS D'Y REMÉDIER.

IMPRIMERIE DE MIGNERET, RUE DU DRAGON, N.° 20.

DE LA STÉRILITÉ

DE

L'HOMME ET DE LA FEMME,

ET

DES MOYENS D'Y REMÉDIER;

PAR V. MONDAT,

DOCTEUR EN MÉDECINE, etc.

DEUXIÈME ÉDITION, ENTIÈREMENT REFONDUE.

Multa diversaque mulieribus contingunt, propter quæ non pariunt antequam curentur et propter quæ omninò steriles fiunt.

HIPP., lib. de Sterilibus, pag. 153, edente CORNARIO.

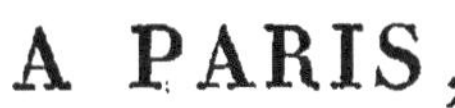

A PARIS,

CHEZ
L'AUTEUR, rue Culture-Sainte-Catherine, N.° 19;
MIGNERET, Imprimeur-Libraire, rue du Dragon, N.° 20, faubourg S. G.
GABON et C.e, Libraires, rue de l'Ecole de Médecine.

1823.

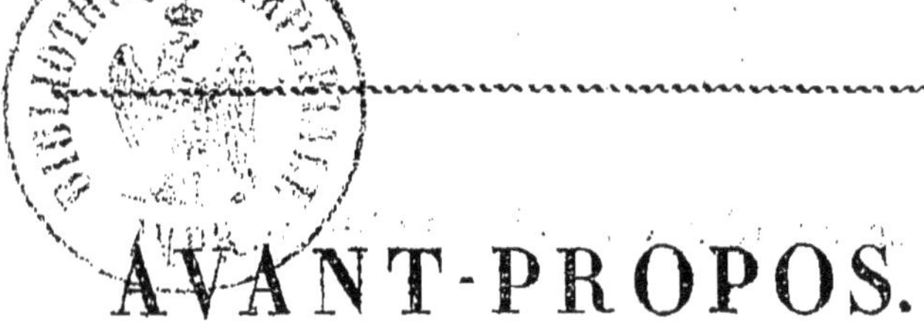

AVANT-PROPOS.

Tous les animaux reçoivent avec la vie la faculté de perpétuer leur espèce, mais une foule de causes qui dérivent de la nature même des choses, ou qui sont le fruit de circonstances éventuelles, peuvent modifier ou pervertir les lois qui président aux différens phénomènes de la reproduction ; il semble, d'une part, que la nature se soit plu à soustraire aux puissances intellectuelles cette importante fonction ; c'est ainsi, du moins, que dans l'espèce humaine où cependant les unions sexuelles sont de tous les temps et de toutes les saisons, la génération est moins fréquente, par cela même qu'elle est plus soumise aux convenances et aux institutions sociales; et peut-être faut-il rapporter à une telle cause tant d'unions stériles observées dans les grandes villes, lorsque l'on voit les campagnes se peupler avec une sorte de surabondance. Ici, en effet, l'on consulte moins les rapports d'intérêts pour obéir davantage aux inspirations secrètes du cœur; là, au contraire, l'ambition, la nécessité du luxe, l'égalité du rang et de fortune, décident la plupart des mariages. Mais qu'il nous suffise d'émettre ici cette simple réflexion, dont les développemens appartiennent plutôt au moraliste et au diplomate (1), pour signaler en particulier les causes de la stérilité qui sont spécialement du domaine de l'art; je veux parler des diverses circonstances morbides capables d'exercer quelque influence sur le phénomène de la reproduction. Les organes génitaux participant aux diverses maladies qui affectent l'espèce humaine, peuvent être frappés de nul-

(1) Plutarque, Montesquieu, Buffon, etc.

lité par le fait même d'un état maladif quelconque, de même que toute autre fonction peut être suspendue par la lésion de l'organe auquel elle appartient ; seulement la nature qui s'est plu à faire du phénomène de la reproduction l'un de ses mystères les plus cachés, semble avoir enveloppé de la même obscurité les maladies de l'appareil générateur. Toutefois, ce n'est qu'en étudiant la stérilité, sous ce point de vue, que le médecin peut se promettre quelque succès à l'égard de son traitement. En signaler les causes, en effet, c'est réaliser une abstraction contre laquelle tous les efforts de l'art se brisent inutilement ; c'est avoir fait le premier et le plus grand pas vers l'objet thérapeutique. En rattachant ainsi l'étiologie de la stérilité à la stérilité elle-même, nous devions être naturellement conduits à parler des moyens que chacune d'elles, considérée en particulier, peut réclamer. Ce n'est qu'en adaptant la médication à la cause même d'une maladie que l'on peut espérer sa guérison ; il faut toutefois convenir de l'insuffisance d'un tel guide dans une foule de circonstances où le diagnostic de la stérilité échappe aux recherches de l'observateur le plus attentif, et où l'expérience peut seule dicter des lois à la thérapeutique. Comme l'on ne peut apprécier le degré de maladie des organes sans une connaissance parfaite de leur état sain, je n'ai pu me dispenser de jeter un coup-d'œil rapide sur l'histoire anatomique et physiologique de l'appareil génital ; j'ai cru devoir également embrasser dans ce travail l'examen des différentes substances que l'art emploie pour combattre cette espèce de stérilité qui coïncide avec une diminution notable des propriétés vitales du système de la génération, ce qui m'a conduit à tracer en même temps quelques formules que j'emploie le plus ordinairement dans ma pratique. De même, j'ai ajouté à la fin de l'ouvrage, les modèles de deux instrumens que j'ai fait exécuter dans le but de fixer le col de l'utérus, lorsqu'une déviation quelconque lui a fait perdre ses rapports naturels avec le vagin. Pour éviter toute confusion dans l'examen des diverses matières, j'ai cru convenable de les diviser en autant de chapitres, en adoptant pour chacune d'elles les mêmes divisions physiologiques. Quant aux détails, je ne me suis pas moins attaché à exposer ce que l'art sait de plus positif et ce que les auteurs ont écrit de plus vrai sur un tel sujet, qu'à l'exprimer dans les termes les plus précis, prenant soin de n'offrir que le tableau des préceptes avoués par l'expérience, ou généralement admis par les autorités les plus recommandables; c'est ainsi que pour multiplier les faits, sans accroître le volume de l'ouvrage, j'ai fait disparaître de cette édition une foule d'hypothèses consacrées par le temps ou par une servile compilation, en les remplaçant par de nouvelles observations choisies dans les meilleurs auteurs, ou puisées dans ma propre pratique. La science, en effet, ne consiste pas dans un vain étalage d'hypothèses ni dans une surabondance d'érudition, mais bien dans l'exposition de principes certains et de faits rigoureusement observés. En traitant un sujet aussi vaste, aussi obscur, j'ai senti, pour les écueils, toutes les difficultés qu'il devait m'offrir, les lacunes qu'il laisserait à remplir ; mais de tels motifs pouvaient-ils m'arrêter dans un projet conçu dans l'intérêt de l'humanité et des familles, lorsque, livré spécialement aux maladies des femmes, et entendant trop souvent les vœux et les plaintes de tant d'époux qui gémissent dans l'attente des fruits de leur union, je pouvais leur offrir le fruit de mes recherches sur cet objet. Je sais aussi aussi que ce genre de travail est peu propre à concilier tous les suffrages; du moins la critique s'est plu à exercer plus d'une fois toute sa malignité sur de telles productions; mais, fidèle à la protestation que j'ai déjà faite de n'obéir qu'à la voix de l'humanité, et de garder le silence sur toute espèce d'imputations dirigées par l'envie, il ne me reste qu'à former un vœu bien cher à mon cœur, celui d'avoir atteint mon but.

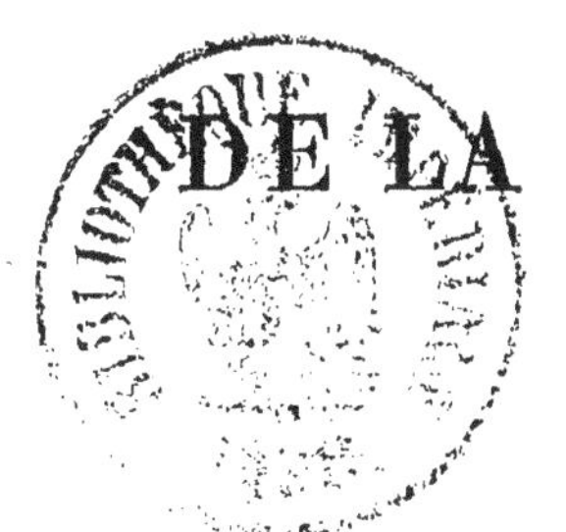

DE LA STÉRILITÉ

DE

L'HOMME ET DE LA FEMME,

ET DES MOYENS D'Y REMÉDIER.

CHAPITRE PREMIER.

HISTOIRE ANATOMIQUE ET PHYSIOLOGIQUE DES ORGANES GÉNITAUX, CONSIDÉRÉS DANS LES DEUX SEXES.

Aucune fonction de l'économie ne nécessite l'exercice d'un plus grand nombre d'organes que la génération. Disposés de la manière la plus favorable à l'union des sexes, les instrumens de cette importante fonction, malgré leur disposition symétrique et régulière, sont en partie soustraits à l'empire de la volonté. Aussi ont-ils été considérés par plusieurs physiologistes (1) comme ayant une existence indépendante du reste de l'individu, une vitalité plus limitée que celle d'autres organes. La manière dont ils concourent à cette fonction nous force de les distinguer en 4 ordres : 1°. organes de secrétion, 2°. organes de conservation, 3°. organes de conjonction, 4°. organes d'émission. Cette division était susceptible d'être modifiée d'après la destination même des sexes ; mais nous avons cru devoir la conserver pour ne pas interrompre le plan de l'ouvrage, lorsque d'ailleurs nous devions faire suivre la description de chaque organe de celle des fonctions auxquelles il peut être appelé dans l'œuvre de la génération.

Pour ne pas sortir des limites que nous nous sommes tracées, nous ne considérerons les organes génitaux que d'après les changemens que doit leur imprimer l'époque de la puberté, c'est-à-dire, lorsqu'ils ont acquis l'aptitude à la génération.

---

(1) Buffon, Bichat, etc.

ORGANES GÉNITAUX DE L'HOMME

§. I.er *Organes de sécrétion.*

Nous comprenons sous ce titre les testicules, leurs enveloppes et leurs conduits excréteurs.

1.° Les *testicules* (*testes*) ont été ainsi nommés, parce qu'ils constituent les principaux caractères distinctifs de la virilité. Situés ordinairement au-dessous de la région pubienne, à la partie interne et supérieure des cuisses, ils restent quelquefois cachés dans l'abdomen; ils ont une forme ovoïde, et sont rarement d'un volume égal; cinq enveloppes les recouvrent dans l'ordre suivant: 1°. le *scrotum* représentant une poche qui leur est commune à tous deux, et qui est un prolongement du tissu cutané. 2°. Le *dartos* qui est une membrane celluleuse propre à chaque glande. 3°. La *tunique érythroïde*, formée par l'épanouissement du muscle crémaster. 4°. La *tunique péritonéale* qui enveloppe le testicule à la manière des membranes séreuses, c'est-à-dire, sans le contenir dans sa cavité. 5°. La *tunique fibreuse* ou *albuginée*, contiguë en dehors à la precédente, et en dedans au parenchyme même de la glande. C'est de cette face interne qu'il part des prolongemens qui vont se rendre au bord postérieur du testicule, en formant autant de cloisons ou cellules dont la configuration varie, et qui logent la *substance propre de l'organe*. Celle-ci est formée d'un très-grand nombre de tubes capillaires (séminifères, *Chaussier*), repliés et entortillés sur eux-mêmes, qui paraissent naître des extrémités des artères spermatiques, et se dirigent vers le bord supérieur du testicule, en s'anastomosant entr'eux pour former dix à douze tuyaux, quelquefois davantage, dont la réunion constitue *le corps d'Hygmore*. Ces tuyaux percent ensuite, à sa partie supérieure, la tunique albuginée qui les renferme, pour se réunir en un seul conduit appelé *épididyme*, ainsi nommé parce qu'il cotoye le bord supérieur du testicule.

2.° *Le canal déférent* naît de l'extrémité de l'épididyme pour se porter de bas en haut vers le cordon des vaisseaux spermatiques avec lesquels il franchit l'anneau inguinal pour descendre obliquement vers le côté interne des vésicules séminales dans lesquelles il pénètre. Dans ce trajet, il s'aplatit d'une manière sensible, bien que conservant une cavité excessivement étroite, et des parois d'une densité presque cartilagineuse.

Chaque testicule reçoit en outre un artère (*spermatique*) venant directement de l'aorte ou des artères rénales, des vaisseaux lympathiques que l'on n'aperçoit bien qu'entre les conduits séminifères et qui donnent naissance à des veines, enfin des nerfs provenant du plexus lombaire, mais que l'on a pu encore suivre dans le parenchyme du testicule.

Il est certain que les testicules sont les organes sécréteurs de la semence; mais le mode d'action par lequel cette fonction s'opère, est aussi ignoré que celui des autres sécrétions en général. En nous bornant à en observer les phénomènes les plus sensibles, nous devons d'abord noter comme circonstance remarquable la disposition constamment grêle et flexueuse des artères spermatiques, ce qui doit nécessairement ralentir le cours du sang ou des matériaux de sécrétion dans les testicules, et modifier leur vitalité. Nous savons également qu'à mesure que le sperme est sécrété, il se porte dans le sinus des vaisseaux séminifères, pour se diriger ensuite vers le canal déférent qui le transmet dans les vésicules séminales. Quant au produit de cette sécrétion, on connaît peu sa nature, en ce que jusqu'alors il n'a été examiné qu'à l'état de mélange, avec les liquides provenant des vésicules, de la prostate, et des follicules de l'urètre. Examiné dans cet état de combinaison, le sperme est formé de trois parties distinctes, l'une fluide, visqueuse, et d'un blanc grisâtre, l'autre grumeleuse, épaisse et blanchâtre; la troisième enfin que l'on conçoit sous un état de vapeur incolore, subtile et éminemment volatile, n'est appréciable que par l'odeur particulière qu'elle exhale, et qui a été comparée à celle que répandent plusieurs semences végétales, notamment celle du châtaignier. Quelques auteurs ont avancé que cette partie de la semence qu'ils ont nommée *aura seminalis*, était la seule qui, portée vers l'orifice de l'utérus, dût opérer la fécondation. Sans admettre cette opinion comme loi constante et nécessaire, voici toutefois quelques expériences qui nous ont paru propres à le justifier. En 1808, M. Morsaqui, savant et modeste naturaliste de Turin, voulut bien m'admettre avec M. Prinseteau, médecin principal d'armée, à la répétition de ses expériences sur la génération. La semence d'un chien était reçue dans la partie évasée d'une espèce d'entonnoir recourbé sur lui-même à cet effet, et long de dix pouces environ, dont l'extrémité la plus étroite pénétrait de trois à quatre pouces dans le vagin d'une chienne en chaleur, pour y conduire *l'aura seminalis*. Sur trente essais rigoureusement observés, dix-huit chiennes conçurent ; nous obtînmes le même résultat sur deux jumens ; mais après un assez grand nombre d'essais, à cause de l'indocilité du cheval andalous qui servait à nos opérations. Nous avons observé dans ces différens cas, que lorsque la semence a été exposée à l'air pendant quelque temps, elle devient moins prolifique : une seule chienne fut fécondée avec la semence que nous avions agitée pendant cinq minutes à l'air libre. Il est arrivé aussi que lorsque nous voulûmes nous servir d'un plus long tube, la fécondation ne put s'effectuer. La semence pour être vivifiable, ne doit pas rester trop long-temps dans ses réservoirs : les personnes qui se condamnent au célibat ou à une continence prolongée, perdent une grande partie de *l'aura seminalis*, qui, par l'essence subtile dont elle est formée, tend toujours à s'échapper et à quitter la portion grumeleuse qui lui sert de véhicule. De même , lorsque le sperme est fréquemment répandu, il perd ses qualités prolifiques, non-seulement, par l'absence de *l'aura seminalis*, mais par une sorte de détérioration de ses principes constitutifs, au point que ses caractères physiques et chimiques sont alors ceux de la semence des eunuques, à qui la castration aurait été faite quelques années après la puberté. Sans conclure de telles expériences que l'*aura seminalis* soit la seule partie capable d'opérer la fécondation, on est toutefois forcé d'admettre qu'elle en constitue un des principaux élémens; et que si les autres parties de la semence sont nécessaires à remplir le même but, elles peuvent n'y coopérer que pour une très-faible quantité, et doivent être dans les conditions propres à obéir à la force de succion de la matrice. Les femmes qui conçoivent contre la volonté de leurs maris, alors même que ceux-ci cherchent à tromper le vœu de la nature, les exemples de grossesses *sine concubitu*, rapportées par plusieurs auteurs (1) sont encore des témoignages qui doivent déposer en faveur de cette opinion.

---

(1) Piempuis, Degraaf, Jonhson, etc.

§. II. *Organes de conservation.*

Nous comprenons sous ce titre les organes chargés de conserver le fluide séminal ou de lui faire subir quelque nouvelle élaboration (*vésicules séminales*), et les conduits destinés à transmettre ce fluide dans le canal de l'urètre, au moment de la copulation (*conduits éjaculateurs*).

1.° Les *vésicules séminales* sont deux poches membraneuses, séparées l'une de l'autre par les canaux déférens et placées obliquement entre le rectum, les releveurs de l'anus et la vessie; elles sont beaucoup plus larges à leur extrémité postérieure qu'à l'antérieure, où elles offrent un rétrécissement en forme de col, terminé par un canal d'une à deux lignes de longueur, qui se joint à angle aigu avec le canal déférent. Deux membranes composent les parois des vésicules séminales, savoir : une externe qui paraît être une continuation de celle du canal déférent, et que quelques auteurs ont cru musculeuse à cause de la propriété contractile dont elle jouit pour favoriser l'émission de la semence lors de la copulation. La seconde membrane, qui est évidemment la continuation de la muqueuse de l'urètre, secrète un fluide qui a toutes les apparences des fluides folliculaires, mais dont la nature, la quantité et les usages ne sont pas encore bien déterminés. Les vésicules séminales reçoivent des vaisseaux sanguins qui n'ont pas de noms particuliers; des nerfs dont la ténuité empêche de les suivre dans leur trajet; enfin, des vaisseaux lymphatiques, en très-grande quantité, chargés d'absorber et de porter dans le torrent de la circulation les fluides déposés et sécrétés dans ces organes, lorsqu'une continence très-prolongée en arrête l'excrétion. L'intérieur des vésicules séminales présente des cellulosités ou canaux tortueux, communiquant à autant d'appendices, qui déterminent l'aspect sillonné qu'on remarque à leur extérieur.

Il n'est pas aussi facile qu'on pourrait le croire de préciser les usages des vésicules séminales : sont-elles des organes de sécrétion uniquement affectés à l'œuvre de la génération, fournissant au sperme un liquide particulier qui en constitue la plus grande partie, et lui donne des qualités prolifiques tout en lui servant de véhicule? ou bien : servent-elles seulement de réservoir au fluide séminal, en sécrétant toutefois une humeur muqueuse destinée à humecter leur surface intérieure, à l'instar de toutes les cavités pourvues de membranes folliculaires ? Swammerdam et le professeur Richerand ont combattu cette dernière opinion pour adopter la première que l'expérience nous paraît surtout propre à justifier : il est certain, en effet, que l'intégrité physiologique des vésicules séminales est une condition non moins indispensable à l'œuvre de la génération que celle des testicules ; ce qui, dans toute hypothèse, prouve (du moins dans l'espèce humaine) la nécessité du mélange des liquides qu'ils fournissent, et infirme d'ailleurs l'idée de quelques physiologistes, qui considèrent les vésicules comme remplissant seulement des usages de position, ou comme moyens mécaniques de transmission du fluide séminal à l'instant même de l'éjaculation.

2.° Les *conduits éjaculateurs*, qui résultent de la réunion à angle aigu de l'extrémité antérieure des vésicules séminales avec le canal déférent, traversent la prostate pour se porter séparément à la partie inférieure de l'urètre au fond d'une lacune appelée *verumontanum*.

§. III. *Organes de conjonction.*

Le Pénis est la seule partie qui compose cet ordre d'organes. Situé au devant de la symphyse du pubis, il est essentiellement formé de trois parties, savoir : du corps caverneux, du gland et de l'urètre; 1.° *le corps caverneux* se présente sous la forme d'un tuyau alongé et aplati de haut en bas, divisé intérieurement par une cloison médiane, qui l'a fait considérer par quelques anatomistes comme formé de deux parties distinctes; unique à son extrémité antérieure, où il s'unit à la base du gland, il est bifurqué à son extrémité postérieure pour sa double insertion aux branches de l'ischyon et du pubis : il est composé d'une membrane externe de nature fibreuse, et d'un tissu spongieux ou celluleux, qui en fait la plus grande partie. Son organisation paraît être un lacis de petites lames fibreuses, appartenant à la membrane externe; de vaisseaux artériels et veineux, qui admettent plus ou moins de sang lors de l'érection, et *probablement* de filamens nerveux qui président au mode de sensibilité de l'organe; 2.° l'*urètre*, canal membraneux qui s'étend du col de la vessie à l'extrémité de la verge, ne sert pas seulement de conduit excréteur à la semence et à l'urine; il remplit aussi des usages de structure. Situé à la partie inférieure du pénis, dans l'espèce de gouttière que forme le corps caverneux, il en occupe toute l'étendue et traverse ensuite le gland, au sommet duquel il se termine. Il offre, dans les diverses parties de sa longueur, un mode d'organisation différent, ce qui l'a fait diviser par les anatomistes en portion membraneuse et en portion spongieuse; cette dernière, qui est la plus étendue, offre surtout une très-grande analogie de structure et de vitalité avec celles du corps caverneux, ensorte que leur action a besoin d'être simultanée pour que l'érection soit parfaite; 3.° le *gland* se présente sous la forme d'un cône, dont le sommet est percé par l'orifice de l'urètre, et la base coupée obliquement de haut en bas et d'arrière en avant, embrasse l'extrémité antérieure du corps caverneux. Il est revêtu par la membrane du prépuce qui le recouvre plus ou moins complètement, suivant les individus; son organisation est spongieuse, de même nature que celle de l'urètre, dont elle partage la propriété érectile.

Quant au phénomène de l'érection, il est difficile de l'expliquer autrement que par un afflux de chaleur et de sang dans les vaisseaux même du pénis et non, comme on l'a dit, dans les cellules du corps caverneux et du tissu spongieux de l'urètre, sous une influence directe ou sympathique. Quelques physiologistes ont cependant cru pouvoir l'attribuer à la compression des veines honteuses, entre la symphise du pubis et la racine du pénis, par l'action des muscles qui le relèvent; mais Héister, Sénac, son traducteur, et après eux le professeur Richerand, tout en démontrant le peu de fondement de cette explication, d'après la disposition même des muscles, l'ont plus justement rapporté au mode de vitalité de l'organe, c'est-à-dire, à son érectilité.

§. IV. *Organes d'émission.*

Un assez grand nombre de parties concourent à l'émission de la semence, soit en remplissant simplement des usages de structure, (*conduits éjaculateurs*, *verumontanum*, *canal de l'urètre*), soit en sécrétant des fluides propres à lubrifier ces mêmes parties, et à servir en même-temps de véhicule au fluide séminal, (*prostate, glandes de Cowper, follicules de l'urètre*), soit en exerçant sur ce liquide lui-même une action expulsive, capable d'opérer son excrétion, (*vésicules séminales, muscles*).

Les conduits éjaculateurs et le canal de l'urètre, comme moyens de transmission, et les vésicules séminales, comme agens contractiles, ont été décrits précédemment, *voyez* organes de conjonction, *page* 12; il nous reste à observer, à l'égard des premiers, qu'une assez grande quantité de follicules sécrètent un fluide propre à lubrifier leur intérieur, et à favoriser l'émission de la semence. *La glande prostate*, qui paraît sur-tout avoir cet usage, si toutefois elle ne modifie pas encore les propriétés de la semence, est située vers le col de la vessie et le commencement de l'urètre qu'elle soutient. Elle est formée d'un tissu dense, de couleur grisâtre, au milieu duquel on aperçoit une quantité de follicules remplis d'un liquide visqueux et blanchâtre, que dix à douze conduits excréteurs portent dans l'urètre. La sécrétion de ce liquide paraît être encore augmentée par celle qu'opèrent les *glandes de Cowper*, placées au devant de la prostate.

La nature, pour imprimer à ces liquides une direction favorable à leur émission, a placé au commencement de l'urètre, devant le col de la vessie, à l'endroit même où s'ouvrent leurs conduits excréteurs, une sorte de digue (*verumontanum*), destinée à s'opposer au retour de ces mêmes liquides du côté de la vessie.

Les *muscles* dont l'action aide l'excrétion de la semence, sont les *releveurs de l'anus*, les *bulbo* et *ischio-caverneux*, et le *transverse du périnée.* Les deux premiers, placés immédiatement à la partie postérieure et inférieure du rectum, dans l'espace compris entre les branches de l'ischion et du pubis, le sacrum et le coccix, tendent par leur contraction spasmodique à comprimer les vésicules séminales et la prostate dont ils ne sont séparés que par la partie inférieure du rectum.

Les *bulbo-caverneux* et *transverses du périnée*, placés horizontalement entre l'anus et le bulbe de l'urètre, compriment également dans leur action convulsive la partie postérieure de l'urètre, et accélèrent ainsi l'émission de la semence, propriété qui les a fait appeler par Sœmmering, *musculi acceleratores.*

L'ischio-caverneux, nommé par le même auteur *musculus erector*, et situé entre la tubérosité sciatique et le corps caverneux, jouit d'une action qui semble appartenir plus spécialement au phénomène de l'érection.

Les parties qui composent cette série d'organes, concourent à l'émission de la semence de la manière suivante : les vésicules séminales stimulées par la présence de cette liqueur, se resserrent sur elles-mêmes en vertu de la propriété contractile de leur membrane externe, et compriment de toutes parts le liquide qu'elles renferment. Les muscles releveurs de l'anus, convulsés en même temps par l'effet sympathique de l'orgasme vénérien, exercent sur ce liquide la même pression, et le forcent ainsi de pénétrer dans le conduit éjaculateur qu'il franchit sans obstacle pour arriver dans la partie inférieure de l'urètre, au voisinage du *verumontanum*. La glande prostate comprimée par les parties voisines, ou se resserrant par une force contractile qui lui est propre, verse dans l'urètre, près de l'orifice des conduits éjaculateurs, une humeur limpide, visqueuse, qui se mêle à la semence. La présence des deux liquides réunis à la partie inférieure de l'urètre, y cause une dilatation qui ne tarde pas à exciter la contraction des muscles bulbo-caverneux et transverses du périnée, qui pressent à leur tour la semence contenue dans le canal de l'urètre, et l'obligent à en sortir sous forme de jets.

ORGANES GÉNITAUX DE LA FEMME.

§. I. *Organes de sécrétion.*

Ovaires. — En considérant les ovaires comme des organes sécrétoires, nous sommes toutefois loin d'adopter l'opinion des anciens et de quelques modernes qui pensent que ces organes fournissent dans l'acte reproducteur une liqueur prolifique à l'instar des testicules. Seulement, il nous paraît raisonnable d'admettre que la formation des œufs ou germes susceptibles de se développer par suite de l'imprégnation, est le produit d'une véritable sécrétion. Placés de champ sur les parties latérales de la matrice dans la duplicature de l'aileron postérieur des ligamens larges de la matrice, les ovaires que les anciens appelaient *testes muliebres*, sont deux corps blanchâtres, vasculaires, oblongs, dont la figure et le volume ont été comparés à ceux d'un très-petit œuf de pigeon ; chaque ovaire est formé d'une membrane propre, d'un tissu parenchymateux ayant l'aspect de la substance propre du testicule ou de la glande parotide, paraissant être également une expansion de sa membrane propre, et formant de même des cellules destinées à loger des corpuscules à parois membraneuses, vasculaires et transparentes; ces vésicules, dont le nombre est de quinze à vingt, et le volume assez variable, entre celui d'un grain de millet et celui d'une lentille, contiennent un fluide visqueux, ayant tous les caractères de l'albumine. Les ovaires reçoivent des artères (*spermatiques*), qui naissent immédiatement de l'aorte et dont le volume paraît, d'après les observations de Haller, coïncider avec l'ardeur amoureuse de la femme. On y aperçoit quelques rameaux nerveux très-ténus, fournis par le trisplanchnique et par les plexus lombaires et sacrés, et des vaisseaux lymphatiques qui s'abouchent aux veines, ou s'ouvrent dans les ganglions lymphatiques de la région lombaire.

Il est certain que les ovaires sont absolument nécessaires à la génération; leur absence naturelle, leur ablation, et le plus grand nombre de leurs maladies qui amènent la stérilité, démontrent jusqu'à l'évidence cette assertion; mais il est difficile de déterminer, d'une manière précise, la part qu'ils prennent dans l'exécution de cette fonction. Les anciens, au nombre desquels il faut surtout citer Hypocrate et Galien, les comparant aux testicules, pensaient qu'ils sécrétaient une liqueur séminale jouissant des mêmes qualités prolifiques que celle de l'homme. Cette opinion, bien que soutenue par quelques physiologistes modernes (1), est néanmoins abandonnée aujourd'hui par le plus grand nombre. Depuis Stenon qui, le premier a observé les vésicules des ovaires, et les a comparées à des œufs contenant tous les rudimens de l'homme, auquel il ne manque que le *vis vitæ* fourni par le mâle, on pense généralement que ces vésicules, une fois fécondées par l'imprégnation, rompent le calice dans lequel elles sont renfermées pour s'engager dans les trompes et delà dans la matrice.

Trompes. Les trompes sont deux conduits membraneux, conoïdes, situés dans l'épaisseur

(1) Buffon, Roussel, Tinchant, etc.

des ailerons antérieurs des ligamens larges de l'utérus. Une de leurs extrémités est terminee en forme de pavillon pour s'adapter à l'ovaire, tandis que l'autre s'ouvre par un orifice extrêmement étroit à l'angle supérieur de l'utérus. Les trompes sont formées de deux membranes, dont l'une appartient à un prolongement du péritoine, et l'autre est la continuation de la muqueuse utérine, et d'un tissu propre qui paraît jouir d'un certain degré d'érectilité.

Les trompes ont pour usage d'établir une communication entre la matrice et les ovaires; mais cette communication ne paraît s'opérer qu'à l'instant du coït et par une sorte d'érection du pavillon qui embrasse alors l'ovaire, et forme un conduit qui transmet de cet organe à l'utérus ce que la femme fournit dans la génération, et vraisemblablement de l'utérus à l'ovaire le principe fécondant qui émane de l'homme.

§. II. *Organes de conjonction.*

Les parties qui composent cet ordre d'organes ne concourent pas également à l'acte reproducteur; les unes placées à l'extérieur semblent n'être que des organes de plaisir, telles sont le *pénil*, le *clitoris*, les *nymphes*, etc., d'autres plus intimément liées au phénomène de la conjonction remplissent aussi plus directement le but de l'union des sexes. Envisagé sous ce dernier point de vue, le vagin seul nous paraît devoir mériter une description particulière.

Vagin. Cet organe placé au centre du détroit inférieur du bassin, entre le rectum et la vessie, se présente sous la forme d'un conduit membraneux, cylindroïde, légèrement courbé en arrière sur sa longueur, qui est de cinq à six pouces. Une de ses extrémités s'ouvre au bas de la vulve, et l'autre embrasse le col de la matrice avec lequel elle est continue. Sa largeur, un peu moindre à son extrémité antérieure, offre environ un pouce de diamètre dans le reste de son étendue. Le vagin est d'une structure molle, souple, extensible, composé, 1.° d'un fragment de membrane péritonéale, qui n'occupe que sa partie postérieure et supérieure; 2.° d'une couche celluleuse et épaisse, qui constitue sa membrane propre, et en occupe toute l'étendue; 3.° d'un corps spongieux, placé à son entrée (*plexus rétiforme*), sensiblement érectile lors des approches conjugales, et environné de fibres musculaires qui font l'office de sphincter (*muscle perinéo-clitorien*, *Chaussier*); 4.° d'une membrane muqueuse qui lui est commune avec celle qui tapisse tout l'appareil utérin, parsemée de rides, surtout à son extrémité antérieure, où elles cachent une foule de porosités d'où sort l'humeur muqueuse qui lubrifie habituellement l'intérieur de ce conduit; 5.° d'un repli membraneux et demi-circulaire qui en rétrécit l'entrée chez les filles qui n'ont pas encore souffert les approches de l'homme, et qui est connu sous le nom d'*hymen*.

Cet organe reçoit en outre des vaisseaux de l'hypogastrique, des nerfs qui viennent des paires sacrées, des vaisseaux lymphatiques qui lui sont communs avec ceux de l'utérus. Le vagin, comme l'indique son nom, est destiné à recevoir le pénis dans l'acte de la copulation, à livrer passage au flux menstruel et au fœtus lors de l'accouchement.

§. III. *Organes de conservation.*

Matrice. Bien que nos opinions diffèrent essentiellement de celles de quelques physiologistes, relativement à la destination de la matrice (1), nous avons cru devoir désigner

---

(1) Plusieurs physiologistes considèrent la matrice,

sous ce titre l'organe qui fournit à la fois au produit de la conception, l'espace et les matériaux nécessaires à sa nutrition et à son développement. Placée obliquement dans l'excavation du bassin, entre le rectum et la vessie où elle est fixée par plusieurs ligamens, la matrice présente à-peu-près la forme d'un triangle aplati de devant en arrière. Sa base, ou fond, située en haut et en arrière, est bornée latéralement par deux angles qui indiquent les deux points d'insertion des trompes. Son sommet ou col, dirigé en bas et en devant, est embrassé par le vagin, dans lequel il forme une saillie de quatre à cinq lignes, percée d'une ouverture ovale qui établit une communication entre ces deux organes. La matrice est composée, 1.° d'une membrane séreuse qui lui sert d'enveloppe extérieure dans toute son étendue, excepté à la partie la plus inférieure de sa face postérieure; 2.° d'un tissu propre, grisâtre, dense et élastique, parsemé de beaucoup de vaisseaux sanguins, et dont la nature

---

à l'instar des vésicules spermatiques, comme un réservoir propre à *conserver* le fluide séminal cserété par les ovaires.

n'est pas encore bien déterminée; 3.° d'une membrane interne, ayant tous les caractères des muqueuses, présentant un grand nombre de porosités, que l'on a considérées comme des excréteurs des cryptes muqueux, et comme les orifices des vaisseaux sanguins qui expriment des gouttelettes de sang dans l'intérieur de l'utérus à l'époque de la menstruation; 4.° de vaisseaux artériels et veineux qui viennent des hypogastriques (*utérines*); de vaisseaux lymphatiques qui les accompagnent; de nerfs qui tirent leur origine des plexus rénaux et mésentériques inférieurs, des nerfs intercostaux et sacrés.

De la Génération.

Après avoir décrit séparément dans l'un et l'autre sexe les instrumens de la génération et fait connaître les fonctions qui leur sont propres, il nous resterait à étudier la part que chaque sexe peut prendre à l'accomplissement de cette fonction; mais pour éviter de tomber dans de nouvelles erreurs sur un sujet aussi obscur, et qui a divisé tant de physiologistes et de naturalistes, nous nous bornerons à exposer aussi succinctement que possible les diverses théories émises à cet égard, en appréciant chacune d'elles à sa juste valeur. On peut réduire à deux chefs principaux tous les systèmes imaginés jusqu'à ce jour pour expliquer le phénomène de la reproduction : le premier, qui appartient aux anciens, se fonde essentiellement sur l'existence d'une liqueur séminale dans chaque sexe et sur leur mélange dans la cavité utérine pour la formation du nouvel individu. Hippocrate (1), qui paraît être l'auteur de ce système, admettait une *faculté génératrice* qui présidait à cette sorte de création, et croyait en outre que les *parties fortes* de la semence de l'homme et de la femme, en s'unissant entre elles établissaient la différence des sexes. Ce système qu'Aristote (2) et Descartes (3) n'ont modifié que pour remplacer la *faculté génératrice* d'Hippocrate par leur *principe ferment*, compte encore un assez grand nombre de partisans. Buffon (4) qui l'a embelli de tous les charmes de son éloquence, admet bien avec le père de la médecine, que la semence émane, dans chaque sexe, de toutes

---

(1) *De Genitură.*

(2) *De Generat. animal.*

(3) Traité de l'Homme, etc.

(4) Hist. nat. de l'Homme.

les parties du corps ; mais il pense que les molécules qui la constituent sont autant de rudimens de nos organes qui se placent par une sorte d'attraction vitale, autour d'un moule dont il admet l'existence. Le docteur Roussel (1), qui a combattu fortement les idées de Buffon pour rendre au système d'Hippocrate toute sa simplicité, est un de ceux qui ont le plus cherché à l'accréditer. Plus récemment encore, un médecin (2) a essayé de le reproduire sur des faits, qui semblent infirmer les objections qui lui avaient été faites par Haller et Bonnet. Sans chercher à exposer ici toutes les raisons capables de militer contre ce système, il doit nous suffire de rappeler comme circonstances conformes à l'observation : 1.° que la texture organique des ovaires n'offre aucune analogie avec celle des testicules, ni même avec celle d'aucun organe glanduleux ; 2.° que la disposition des trompes ne représente nullement un canal excréteur, puisqu'elle rend impossible leur communication avec les ovaires hors le temps de la concep-

(1) Système physiq. et mor. de la femme.

(2) Tinchant, Doct. nouv. sur la reproduct. de l'homme.

tion, ce qui doit détruire toute idée d'un fluide séminal dans la femme; 3.° que dans l'hypothèse même d'une sécrétion particulière à la femme, outre que les fluides qui en proviennent n'offrent aucun des caractères physiques et chimiques de la liqueur séminale de l'homme, ils ne peuvent être considérés comme condition essentielle à la fécondation, puisque les femmes conçoivent sans éjaculer, et souvent même sans ressentir la moindre impression de volupté; 4.° que le fruit de la conception observé dans l'ovaire et les trompes, à son premier développement, n'existe pas dans la matrice avant la seconde semaine qui suit la copulation; ce qui éloigne en même temps toute idée de conception dans la cavité uterine.

Le deuxième système ou celui des ovaristes admet la préexistence des germes dans l'ovaire, et se fonde principalement sur l'analogie de structure de cet organe dans les femelles des animaux ovipares et vivipares. Stenon (1), Malpighi (2), Harwey (3), Valisnéry (4), Hal-

(1) *In Dissert. piscium.*
(2) *De Gener. pull. in ovœ.*
(3) *De Genit. ovum.*
(4) *De Genit. animal.*

ler (1) et Bonnet (2), qui l'ont surtout accrédité, regardent les vésicules contenues dans les ovaires comme autant d'œufs qui renferment tous les linéamens du nouvel être, et qui n'ont besoin que du contact du sperme pour recevoir la vie. Bonnet pensait que ces germes préexistaient dans les ovaires depuis le commencement du monde, *emboités* les uns dans les autres, et se développant successivement par l'effet de la génération; mais cette opinion, qui ne trouva guères de partisans que dans les écoles d'Italie, est aujourd'hui à-peu-près abandonnée.

Quelques naturalistes ont aussi cru trouver dans la semence de l'homme des animalcules, capables de devenir, en se développant, des êtres semblables à celui qui les produit : Leuwenhoeck (3), Boërrhaave (4), Geoffroy (5), Lieutaud (6), etc., qui ont avancé cette idée, pensent que les vésicules des ovaires

---

(1) *Element. Physiolog.*
(2) *Sepulchret. anat.*
(3) *Anat. epistol. variæ.*
(4) *Physiol.*
(5) Monstruosités.
(5) Traité d'Anat.

ne sont que l'enveloppe ou le nid de l'œuf, qui doit recevoir celui des animalcules victorieux dans la lutte qui s'établit entre eux à l'instant de l'acte reproducteur. Mais cette opinion, aussi peu vraisemblable que celle de l'emboitement, ne compte pas un plus grand nombre de partisans; toutefois, si l'on fait abstraction de ces deux dernières hypothèses, il est certain que le système des ovaristes réunit en sa faveur le plus de suffrages et de probabilités; plus conforme à la disposition organique des parties, il se prête aussi plus volontiers aux lois physiologiques. Il est vrai qu'ici l'homme ne coopère à la génération que d'une manière, pour ainsi dire, secondaire, c'est-à-dire, en fournissant seulement le principe qui doit animer les germes sécrétés par les ovaires; de plus, on a objecté la difficulté d'expliquer, d'après ce système, la ressemblance des enfans avec les pères, les hérédités morbides, etc. Mais écoutons à cet égard ce que dit le professeur Richerand (1). « L'embryon imperceptible a tout au plus la consistance d'une glu légèrement visqueuse. Un corps si peu consistant doit

(1) Nouv. Elémens de Physiologie.

être très-impressionnable, et la semence du mâle, appliquée à sa surface, doit lui imprimer de puissantes modifications. Il en est de l'action de cette liqueur sur l'embryon encore tendre, comme de celle d'un cachet qui se grave sur la cire molle qui conserve son empreinte. L'impression est d'autant plus profonde, la ressemblance d'autant plus parfaite que le mâle s'est porté à l'acte avec plus d'énergie. » Si cette explication manque de vérité, on ne peut nier toutefois qu'elle ne soit spécieuse et vraisemblable ; l'exemple des hybrides ou des animaux appartenant à des espèces différentes, témoigne en sa faveur par la ressemblance du mâle au dehors et par celle de la femelle au dedans.

CHAPITRE II.

DE L'ÉTIOLOGIE ET DE LA THÉRAPEUTIQUE DE LA STÉRILITÉ.

Comme les causes de la stérilité constituent, pour la plupart, autant de maladies réelles, nous avons cru devoir étudier dans un même chapitre ces deux objets qui, comme l'a dit un ancien, devraient toujours se suivre comme l'ombre suit le corps. Ce n'est, en effet, qu'en adaptant la médication d'une maladie à sa cause que l'on peut espérer de la guérir. Pour établir quelque ordre dans l'exposition de telles matières, nous suivrons le plan d'après lequel nous avons décrit les organes génitaux dans les deux sexes; et pour n'omettre aucune des circonstances dont il s'agit, nous allons reproduire, sous forme de tableau, la même distribution où nous rappellerons d'abord l'ensemble des causes de la stérilité, pour les étudier ensuite isolément, et présenter les moyens de traitement que chacune d'elles peut réclamer.

TABLEAU DES CAUSES DE LA STÉRILITÉ.

Elles consistent :

- Dans des DISPOSITIONS OCALES, soit congéniales, it acquises, susceptibles d'altérer, d'une manière directe, les énomènes habituels de la génération; doivent être étudiées olément . . . .
  - 1.° DANS L'HOMME, en les considérant successivement dans les . .
    - Organes de sécrétion. . .
      - Testicules . . . . . .
        - 1.° Vices de conformation. . . . . Absence. Atrophie. Adhérence à l'anneau sus-pubien.
        - 2.° Lésions vitales . . . . Hydrocèle. Sarcocèle. Hydro-Sarcocèle. Spermatocèle.
        - 3.° — organiques . . . . Ossification.
      - Canaux déférens . . . .
        - 1.° Vices de conformation . . . .
        - 2.° Lésions vitales . . . . Obstruction.
        - 3.° — organiques . . . . Dilatation et relâchement. Cirsocèle.
    - — de conservation. . . .
      - Vésicules séminales . . .
        - 1.° Vices de conformation . . . .
        - 2.° Lésions vitales. . . . . Engorgemens. Suppuration. Induration.
        - 3.° organiques . . . . Ossification.
    - — de conjonction . . . .
      - Pénis . . . .
        - 1.° Vices de conformation. . . . . Absence. Vices de dimension. — de direction. Bifurcation ou duplicité.
        - 2.° Lésions vitales . . . . Satyriasis, — priapisme. Anaphrodisie.
        - 3.° — organiques . . . . Anévrisme des corps caverneux. Concrétions ossiformes.
    - — d'émission . . . . . .
      - Prostate . . . .
        - 1.° Vices de conformation . . . .
        - 2.° Lésions vitales. . . . . Engorgemens. Suppuration.
        - 3.° — organiques . . . . Induration squirrheuse. — cartilagineuse. — pétriforme.
      - Vérumontanum . . . . .
        - 1.° Vices de conformation . . . . Déviation.
        - 2.° Lésions vitales. . . . . Engorgement. Induration.
        - 3.° — Organiques . . . . Concrétions pierreuses.
      - Conduits éjaculateurs . .
        - 1.° Vices de conformation . . . . Déviation.
        - 2.° Lésions vitales . . . . Inconnues.
        - 3.° — organiques . . . . Obstruction.
      - Muscles éjaculateurs. . .
        - 1.° Vices de conformation . . . .
        - 2.° Lésions vitales. . . . . Atonie. Paralysie.
        - 3.° — organiques . . . . Solutions de continuité.
      - Canal de l'urètre . . . .
        - 1.° Vices de conformation . . . . Imperforation. Hypospadias. Épispadias. Phymosis. Paraphymosis.
        - 2.° Lésions vitales . . . . Callosités.
        - 3.° — organiques . . . . Rétrécissemens.
  - 2.° DANS LA FEMME, en les considérant de même dans les . . . .
    - — de secrétion . . . . .
      - Ovaires . . . .
        - 1.° Vices de conformation . . . . Absence des ovaires. Absence des artères spermatiques. Absence des corpuscules des ovaires.
        - 2.° Lésions vitales . . . . Phlegmasies latentes. Engorgemens indolens. Induration. Hydropisies. Hydatides.
        - 3. — organiques . . . . Transformation osseuse. — calcaire.
      - Trompes . . . .
        - 1.° Vices de conformation . . . .
        - 2.° Lésions vitales. . . . . Phlegmasies. Obstruction.
        - 3.° — organiques . . . . Adhérences avec les parties voisines.
    - — de conjonction . . . .
      - Hymen . . . .
        - 1.° Vices de conformation . . . . Occlusion.
        - 2.° Lésions vitales. . . . . Nulles.
        - 3.° — organiques . . . .
      - Clitoris . . . .
        - 1.° Vices de conformation . . . . Longueur excessive.
        - 2.° Lésions vitales. . . . . Nulles.
        - 3.° — organiques . . . .
      - Vagin. . . . .
        - 1.° Vices de conformation . . . . Absence. Imperforation. Angustie.
        - 2.° Lésions vitales . . . .
        - 3.° — organiques . . . . Callosités et épaississement. Oblitération. Tumeurs osseuses ou dépendantes des parties molles voisines. Polypes. — Fistules vagino-rectale. — vésicale.
    - — de conservation ou de d'éducation. . . . . .
      - Matrice . . . .
        - 1.° Vices de conformation . . . . Absence. Défaut de cavité. Imperforation. Occlusion accidentelle.
        - 2.° Lésions vitales. . . . . Leucorrhée. Aménorrhée. Ménorrhagie habituelle. Hystérie. Nymphomanie. Anaphrodisie.
        - 3.° — organiques. . . . . Squirrhe. Cancer. Hydropisies. Hydatides. polypes. Concrétions fibreuse. — cartilagineuse. — osseuse.
        - Vices de position, Descente. Antéversion. Rétroversion. Renversement.
- Dans des DISPOSITIONS GÉNÉRALES ou CONSTITUTIONNELLES qu'il faut également étudier. . . . .
  - 1.° Dans l'Homme, en les rapportant à deux chefs principaux, c'est-à-dire.
    - Physiologiques . . . . .
      - Ages. . . . . Ne peuvent être considérés que d'une manière relative.
      - Tempéramens envisagés. Idiosyncrasies. . . . . .
        - 1.° Dans la vie individuelle, tels que les . . . Constitution athlétique. — lymphatique. Obésité excessive.
        - 2.° Dans la vie reproductive. . . . . Frigidité, ou défaut de tempérament génital. Inappréciables.
    - Pathologiques. . . . . .
      - . . . .
        - 1.° Dans la vie individuelle . . . . Cachexies scorbutique. — scrophuleuse. — vénérienne. — cancéreuse, etc. Maladies chroniques.
        - 2.° Dans la vie reproductive . . . . Inappréciables.
  - 2.° Dans la Femme, en les rapportant à deux chefs principaux, c'est-à-dire.
    - Physiologiques . . . . .
      - Ages. . . . . La menstruation limite sa puissance génitale.
      - Tempéramens . . . . .
        - 1.° Dans la vie individuelle. . . . . Constitutions sèche. — Lymphatique. Obésité excessive.
        - 2.° Dans la vie reproductive . . . . Frigidité, ou défaut de tempérament génital.
      - Idiosyncrasies: . . . . Inappréciables.
    - Pathologiques. . . . . .
      - . . . .
        - 1.° Dans la vie individuelle. . . . . Cachexies scorbutique. — scrophuleuse. — vénérienne. — cancéreuse. Maladies chroniques.
        - 2.° Dans la vie reproductive. . . . . Inappréciables.

PREMIÈRE SECTION.

DE LA STÉRILITÉ DE L'HOMME.

ARTICLE PREMIER. — MALADIES DE L'APPAREIL GÉNITAL, CONSIDÉRÉES DANS L'HOMME SOUS LE RAPPORT DE LA STÉRILITÉ.

§. I.er *Maladies des Organes de sécrétion.*

1.° *Absence des testicules.* L'absence des testicules dans les bourses ne peut être considérée comme une cause de stérilité, car il arrive quelquefois qu'ils sont retenus dans l'abdomen jusqu'à un certain âge et même pendant toute la vie, sans que les individus qui offrent cette disposition soient moins aptes à la fécondation ; on a même observé que cette conformation ne fait rendre que plus vifs et plus impérieux les désirs vénériens, et plus active la sécrétion du sperme. La privation d'un testicule n'exclut pas non plus la faculté génératrice, d'autant que cette circonstance, dont on a peu d'exemples bien constatés, paraît s'accompagner d'une sorte d'hypertrophie du testicule existant. Quant à l'absence absolue des deux glandes, nul doute qu'elle ne frappe de stérilité ceux que la nature a ainsi disgraciés. On a cependant prétendu que des castrats avaient engendré peu de temps après avoir perdu les testicules. *Cabrol* a même cité l'observation d'un soldat, qui fut condamné pour crime de viol, bien qu'après sa mort l'on ne trouvât aucune trace de testicule ni dans le scrotum, ni dans l'abdomen ; mais outre que de tels faits sont loin d'être authentiques, il doit être extrêmement rare que la nature, si attentive aux phénomènes de la reproduction, oublie la formation des organes qui y sont spécialement affectés.

2.° *Atrophie des Testicules.* Une compression long-temps continuée, une continence absolue, les seuls progrès de l'âge, peuvent atrophier les testicules, au point d'annihiler leurs fonctions. On trouve dans Hypocrate (1) et dans Galien (2), des exemples de cet accident qui toutefois est assez rare aujourd'hui. On croit aussi avoir observé que des individus soumis à l'influence d'émanations saturnines, présentaient cette disposition (3).

Lorsque l'atrophie des testicules n'est pas le résultat d'un vice organique quelconque, on

---

(1) *De aere, aquis et locis.*

(2) *Quœst.* 46, *casp. à Reies.*

(3) Traité de la colique métall., par F. V. Mérat.

peut espérer sa guérison par l'usage de linimens stimulans, ammoniacaux et cantharidés, par des embrocations aromatiques, par l'éloignement des causes qui l'ont déterminée, et surtout par l'exercice de la partie atrophiée, lorsqu'elle est due à une continence trop prolongée.

3°. *Adhérence des testicules à l'anneau suspubien.* Il peut arriver que les testicules sortant de l'abdomen soient retenus dans l'anneau inguinal et y contractent des adhérences plus ou moins intimes qui déterminent leur atrophie et par suite même leur disparition. Cette circonstance peut également amener leur étranglement, ainsi que M. Richerand en rapporte un exemple remarquable. Le professeur Dupuytren a rencontré le même accident, il y a quelques années, chez un sujet adulte. L'opération que cet habile chirurgien pratiqua à cet effet fut suivie d'un tel succès, que le malade pût recouvrer avec la santé ses facultés viriles. Toutefois je ne pense pas que l'art puisse s'autoriser d'un tel fait pour tenter la même opération dans le cas de simple adhérence du testicule, lors même que l'impuissance qui l'accompagnerait demeurerait rebelle à tout autre moyen.

4°. *Hydrocèle.* Cette maladie que Boerhaaave regardait comme une cause de stérilité, ne paraît cependant nuire à la génération qu'en changeant les dimensions naturelles du pénis ; car aucune observation n'a encore prouvé qu'elle altérât la sécrétion du sperme.

5°. *Sarcocèle* et *hydro-sareocèle.* Il n'en est pas de même du sarcocèle et de sa complication avec la maladie précédente ; car outre que ces deux affections rendent plus ou moins difficile l'exercice du coït, elles peuvent donner lieu à la stérilité par le trouble qu'elles causent dans l'action sécrétoire des testicules ; on conçoit néanmoins que cette circonstance ne pourrait être une cause nécessaire de stérilité, qu'autant que les deux testicules seraient affectés en même temps ; car il suffit que la sécrétion de la semence s'opère d'un seul côté pour rendre le coït fécond. On a même cité plusieurs observations d'individus qui n'étaient nullement privés des prérogatives de leur sexe quoiqu'atteints d'un double sarcocèle. M. Marc avait pensé que dans ce cas la maladie affecte seulement la tunique vaginale ; mais quelques faits rapportés par M. Roux tendent à prouver qu'elle siège uniquement dans le tissu cellulaire du scrotum, bien qu'elle présente alors tous les caractères extérieurs du sarcocèle.

La raison seule doit dicter les moyens d'obvier aux inconvéniens qui résultent de tumeurs scrotales assez volumineuses pour nuire à l'acte générateur. L'art peut bien arrêter les progrès d'une induration squirrheuse commençante, par des émissions sanguines, par des bains, des cataplasmes émolliens, et autres moyens généraux; mais l'existence réelle du sarcocèle ou du cancer du testicule, doit nécessairement rendre stérile l'individu qui en est affecté, aucun autre moyen ne pouvant lui être opposé que l'ablation.

6°. *Spermatocèle.* Le spermatocèle est moins une cause de stérilité par lui-même que par les circonstances qui le produisent; c'est ainsi en effet, que les engorgemens de l'épidydime, de la prostate, des vésicules, ou des canaux chargés de transmettre au dehors le fluide séminal déterminent le plus ordinairement cette affection.

S'il était possible de concevoir une continence assez prolongée pour donner lieu à cet accident, le premier remède serait sans doute de provoquer l'émission de la semence; mais comme la maladie est presque toujours symptomatique, on doit surtout s'attacher à en combattre les causes par les différens moyens que l'art indique pour chacune d'elles. (*Voyez les maladies des canaux déférens, de l'urètre*, etc.)

7°. *Ossification des testicules*. La transformation osseuse des testicules n'est pas une circonstance très-rare chez des sujets déjà avancés en âge ; on l'a rencontrée plusieurs fois chez des adultes à la suite d'induration squirrheuse de ces organes. Elle a même été observée chez des jeunes gens qui avaient à peine atteint l'époque de la puberté. Le professeur Dubois a pratiqué, il y a quelques années, la castration à un jeune homme de dix-sept ans dont les testicules étaient entièrement ossifiés dans leur centre. Cet accident, qui entraîne nécessairement la stérilité, se refuse à toute espèce de traitement.

8°. *Obstruction des canaux déférens*. Je ne sache pas que l'anatomie pathologique ait encore noté ce genre d'altération. Cependant si l'on se rappelle la longueur, la flexuosité et l'excessive ténuité des canaux déférens, surtout depuis l'épididyme jusqu'à leur entrée dans l'abdomen, on concevra facilement la possibilité de leur oblitération. J'avoue du moins l'avoir soupçonnée plus d'une fois chez des individus qui, après plusieurs inflammations des testicules et des cordons, sont restés stériles. Du reste l'art ne posséderait aucun moyen de remédier à cet accident, alors même qu'il parviendrait à le découvrir.

9°. *Dilatation et relâchement des canaux déférens.* On a plusieurs exemples de ce phénomène coïncidant avec une diminution sensible de l'excrétion séminale. M. Troussel Delvincourt a publié dans le Nouveau Journal de médecine du mois d'octobre 1820, l'observation d'une maladie du canal déférent droit qui avait acquis deux pouces de diamètre.

Lorsque cette affection est parvenue à un degré qui permet de la distinguer, on peut lui opposer avec quelque succès les applications de glace, les préparations saturnines, alumineuses et autres topiques astringens.

10. *Cirsocèle.* La tumeur variqueuse des veines spermatiques peut être assez considérable pour comprimer les canaux déférens et amener la stérilité. Bien que cette circonstance diffère essentiellement de la précédente quant à la nature du tissu affecté, les mêmes moyens topiques lui sont également applicables; mais s'il arrivait que malgré leur emploi longtemps continué les tumeurs conservassent assez de volume pour arrêter l'excrétion du sperme, il ne faudrait pas hésiter d'en faire l'excision, ainsi qu'elle fut pratiquée chez un chi-

rurgien dont le docteur Mouton nous a fait connaître l'histoire (1).

§. II. *Maladies des Organes de conservation.*

Les maladies des vésicules séminales sont encore presqu'uniquement du domaine de l'anatomie pathologique; aussi n'en parlerons nous ici que pour faire sentir toutes les difficultés de leur diagnostic et de leur traitement. Morgagny, de Blegny, Littre, Lapeyronie, Desault, etc., ont cité des exemples de stérilité produite par diverses altérations de ces organes (*inflammation*, *suppuration*, *induration*, *ossification*, etc.) Mais comme ils ne les ont observées qu'après la mort, ils n'ont pu établir de préceptes, à l'aide desquels on pût les reconnaître et les combattre. Une douleur fixe au périnée augmentant par l'exercice du coït, surtout à l'instant de l'éjaculation; la dysurie sans autre trouble de l'appareil urinaire, le ténesme indépendant de tout autre phénomène morbide du gros intestin, la diminution ou la suspension de l'excrétion séminale, etc., peuvent toutefois mettre sur la

---

(1) Dict. des Scien. Méd., tom. V.

voie d'un état pathologique quelconque dans les vésicules séminales; mais il est difficile de déterminer sa nature et d'établir d'autres règles de traitement que l'emploi des moyens généraux, tels que les demi-bains, les lavemens émolliens, les boissons tempérantes, émulsives, etc. Dans quelques cas aussi, j'ai employé avec succès le séton au périnée, dont j'ai entretenu pendant plusieurs mois la suppuration.

§. III. *Maladies des Organes de conjonction.*

1°. *Absence du Pénis.* Il existe plusieurs exemples de ce vice de conformation qui peut être congénial ou accidentel. Schenk (1) et Cattier (2) ont rapporté deux observations très-remarquables de la première espèce. M. Fodéré a également consigné dans sa *Médecine légale* (3), l'histoire d'un jeune soldat, qui, avec des testicules bien conformés, n'avait à la place du pénis, qu'un bouton semblable à un mamelon perforé à son extrémité, d'où sortait par le frottement une humeur blanchâtre ayant

(1) Observat. Medic., lib. IV.

(2) Observ. Med., N.° 19.

(3) Tome I, pag. 564.

l'aspect du sperme. L'ablation du pénis par une opération chirurgicale, par la morsure d'animaux, par une brûlure, peut aussi donner lieu à ce vice de conformation.

Bien que l'absence de la verge soit généralement regardée comme une cause d'impuissance absolue; il n'est cependant pas sans exemple que des individus privés de cette partie, aient pu se montrer aptes à la génération; il suffit en effet, pour opérer la fécondation, que le membre viril offre à l'extérieur une saillie qui permette l'introduction de la semence dans les parties sexuelles de la femme. Il est d'ailleurs possible que dans certains cas l'art vienne au secours de la nature pour favoriser cette dernière condition. M. le lieutenant colonel L***. reçut à la bataille de Wagram une balle qui traversa la partie moyenne de la verge. Les accidens inflammatoires acquirent en peu de jours un tel dégré d'intensité que tout le membre fut frappé de gangrène. L'amputation, qui était le seul moyen de conserver les jours du blessé, fut pratiquée par M. Richard, chirurgien major de l'hôpital de Vienne, où le blessé avait été transporté, et où j'eus occasion de lui donner des soins.

M. L***. qui s'était marié quelques jours

avant son départ, sentait vivement à son retour le besoin de payer à sa jeune épouse le tribut conjugal. Ayant eu occasion de le voir à cette époque, il m'entretint longuement de son infirmité qui semblait lui ôter, avec les droits d'époux, tout espoir de paternité ; dans cet état de choses, je ne vis d'autre moyen à lui conseiller que l'appareil suivant : je fis fabriquer en gomme élastique, une espèce de cône long de cinq pouces et demi, ouvert à ses deux extrémités dont la plus étroite embrassait le col de l'utérus, tandis que l'autre plus évasée était adaptée au moignon de la verge. Un suppositoire de gomme élastique fut placé dans le rectum, en même temps que de légers frottemens pratiqués sur le périnée avaient pour but d'exciter la contraction des vésicules et des muscles éjaculateurs, et de favoriser ainsi l'émission de la semence : à l'aide de ces moyens madame L***. put donner à son mari les plus précieux gages de son amour. Elle obtint ainsi deux fois le bonheur d'être mère,

2°. *Excès de dimension du pénis.* Quelques auteurs, entr'autres M. Fodéré, ont considéré la longueur démesurée du pénis comme une cause de stérilité ; si l'on ne peut admettre cette proposition d'une manière générale, il faut toutefois convenir que cette circonstance peut dans quelques cas nuire à la fécondation par les vives douleurs qu'elle cause à la femme; ajoutons aussi, comme précepte général, que l'introduction trop profonde du pénis au terme de l'acte vénérien, est moins favorable à la fécondation, en ce que la semence pénètre alors moins facilement dans l'orifice de l'utérus. Mais l'art peut facilement obvier à un tel inconvénient au moyen d'un bourrelet placé sur la vulve et perforé à son centre pour recevoir le pénis. (*Voyez la planche* I.ère, *figure* I.ère.)

3.° *Vices de direction du pénis.* Le pénis présente chez certains individus une direction qui, en détruisant les rapports naturels des parties sexuelles, peut empêcher la pénétration du fluide séminal dans l'orifice utérin, et rendre ainsi le coït stérile, si, au moyen de précautions dont il est facile d'apprécier le but, l'on ne cherche à corriger une telle conformation. Cette circonstance peut être aussi l'effet d'une simple courbure du gland par le tiraillement du frein pendant l'érection; il suffit alors pour rendre au pénis sa rectitude, d'inciser le frein avec des ciseaux et de s'opposer à l'adhérence des parties divisées, au moyen de quelques brins de charpie interposés entre les lèvres de la petite plaie. Il peut également arriver que des tumeurs quelconques développées dans la substance du pénis lui impriment une direction vicieuse et deviennent des causes accidentelles de stérilité. M. Patissier a consigné dans le Dictionnaire des Sciences Médicales (1) deux exemples de *concrétions ossiformes* assez volumineuses pour opérer cet effet et gêner l'émission de la semence et de l'urine. L'un et l'autre cédèrent à l'emploi des frictions mercurielles pratiquées sur le trajet de la tumeur pendant l'espace de vingt jours. La *dilatation anévrismale* des corps caverneux et de l'urètre peut également donner lieu à un vice de conformation du pénis. Albinus (2) et le professeur Richerand (3) ont cité chacun un exemple de rupture de la membrane fibreuse des corps caverneux. J'eus occasion d'observer le même accident, il y a quelques années, chez un colonel de cavalerie, à la suite de violens efforts dans l'exercice du coït; indépendamment d'une hémorragie inquié-

(1) Tome XL, page 183.

(2) *Annotat. anatom.*

(3) Nosograph. Chirurg.

tante qui eut lieu à l'instant même; il se manifesta peu de temps après, à l'endroit de la rupture, une tumeur assez volumineuse qui augmentait au moment de l'érection, quoique l'extrémité de la verge conservât alors un état de mollesse et de flaccidité : le chirurgien major du régiment et moi, conseillâmes au malade de faire usage d'un cylindre de gomme élastique propre à recevoir le pénis et disposé de manière à exercer une compression sur la tumeur anévrismale, tout en se prêtant aux changemens de dimension de l'organe. M. D.*** marié depuis deux ans, vient d'acquérir le titre de père, bien qu'il ne puisse remplir l'acte conjugal qu'au moyen de l'instrument dont il s'agit.

4.° *Bifurcation ou duplicité du pénis.* Plusieurs auteurs, entr'autres Schenk (1), Weikard (2) et M. Marc (3) ont rapporté des exemples de duplicité du pénis; mais personne que je sache, n'a encore considéré ce vice de conformation sous le rapport de la stérilité. Toutefois, s'il n'exclut pas constam-

---

(1) *Lib.* 4, *obs.* 8.

(2) Annal. Méd.

(3) Dict. des Sc. Méd., vol. XXIV.

ment la faculté génératrice, il peut opposer plus ou moins de difficultés à l'acte copulateur, et devenir même une cause d'impuissance absolue et incurable, quand l'angle de bifurcation est tel que dans aucun cas il ne puisse y avoir conjonction des sexes.

4.° *Imperforation du gland et hypospadias.* Il est difficile de séparer ces deux vices de conformation, en ce qu'ils ont lieu presque toujours simultanément. Un assez grand nombre d'auteurs, nommément Haller (1), Eschenbach (2), Mahon, etc., ont avancé que cette double circonstance était une cause nécessaire de stérilité. Plusieurs observations rapportées par Schenk (3), Petit-Radel (4), Koop (5), etc., tendent néanmoins à infirmer cette proposition; mais pour décider jusqu'à quel point l'hypospadias peut nuire à la fécondation, il est nécessaire d'établir les différences que présente cette affection relativement à son siége. Il est certain, en effet, que si elle existe à la

(1) Cours de Médecine-Légale.
(2) Médecine-Légale.
(3) Observ. Médic.
(4) Encyclop. Méthod.
(5) Annal. de Méd. pol.

naissance du pénis, elle doit nécessairement entrainer la stérilité; mais si au contraire elle a lieu aux environs du gland, nul doute que la fécondation puisse encore s'opérer. Morgagni, Sabatier, qui lui-même était hypospade, et le professeur Richerand, ont connu des hommes qui ont été pères de plusieurs enfans, quoiqu'ils eussent l'urètre ouvert au-dessous du gland.

On a proposé pour la guérison de l'hypospadias, plusieurs procédés opératoires dont le succès nous paraît trop douteux, pour que nous osions nous permettre de les conseiller. Le Bulletin des Sciences médicales de la Société de Médecine du département de l'Eure, vient cependant de publier l'observation d'un hypospadias congénial (1), occupant la partie inférieure du pénis, à une distance d'un travers de doigt de la base du gland, et qui fut guéri par l'opération suivante : le chirurgien plongea un trois-quarts, armé de sa canule, dans l'épaisseur du gland, et le dirigea d'avant en arrière et un peu obliquement de haut en bas, jusqu'au delà du méat urinaire pour retirer ensuite le poinçon de l'instru-

---

(1) N.° de janvier 1822 : Dissertation de M. Ledos.

ment dont il laissa à demeure la canule, lui substituant dans la suite une bougie de gomme élastique, jusqu'à parfait rétablissement du canal.

Du reste, la chirurgie moderne (1) proscrit toute opération comme dangereuse par l'hémorrhagie, l'inflammation, etc., et toujours inutile par son résultat, à moins toutefois que l'orifice de l'urètre ne soit fermé par une simple membrane qu'il suffit alors d'inciser pour rétablir la continuité du canal. Les hypospadias accidentels ou fistules urétrales se prêtent d'autant plus facilement à des moyens de traitement que le nouveau méat n'est pas encore revêtu de la muqueuse de l'urètre et que les rétrécissemens occupent une moindre étendue. Il ne suffit pas au surplus de surmonter de tels obstacles pour espérer la guérison de l'hypospadias; on doit surtout s'attacher à combattre sa cause par des moyens locaux ou généraux, adaptés au genre d'affection d'où ils dérivent. Desault (2) et Chopart n'ont pas peu contribué à éclairer l'histoire

---

(1) Médecine-Opérat. de Sabatier. Nosogr. Chirurg. de Richerand. Traité des Maladies des femmes et des enfans, de Capuron.

(2) Traité des Maladies des voies urinaires.

des rétrécissemens de l'urètre, mais il serait difficile de porter à un plus haut degré de perfection les moyens thérapeutiques que le docteur Ducamp publie en ce moment sur cette matière (1).

5.° *Phymosis.* Le rétrécissement naturel ou accidentel du prépuce peut être tel qu'il rende l'érection douloureuse, la copulation difficile, et l'injection de la semence dans le vagin impossible, ce qui peut apporter plus ou moins de difficultés à la fécondation, si l'on ne remédie à ce vice de conformation par un procédé opératoire qui consiste à diviser la partie supérieure du prépuce avec le bistouri ou les ciseaux, et à réséquer les lèvres de la plaie lorsque le prépuce est dur et calleux, ou lorsqu'il est excessivement alongé.

6.° *Paraphymosis.* Cet accident a lieu le plus ordinairement lorsque le prépuce trop étroit est attiré brusquement en arrière pour découvrir le gland : non-seulement celui-ci devient bientôt douloureux au point d'empêcher l'exercice du coït, mais souvent aussi des accidens inflammatoires se développent au

(1) Monogr. sur les Rétrécissemens de l'urètre ; un vol. *in*-8.°

point de faire craindre la gangrène. On remédie à cette sorte d'étranglement par les saignées générales, les mouchetures pratiquées sur le lieu douloureux, l'emploi des bains, des cataplasmes émolliens, etc. On en évite le retour par l'opération indiquée dans le cas précédent. (*Voyez* Phymosis).

Il ne suffit pas que le pénis présente les circonstances d'organisation les plus favorables à la génération, il doit encore être doué d'un dégré de vitalité convenable à l'exercice de l'acte que la nature lui assigne dans l'accomplissement de cette fonction. C'est ainsi que son excès ou son défaut de sensibilité, peuvent, dans quelques cas, rendre infructueux ou même impossible, l'acte copulateur, et donner ainsi lieu à deux genres de stérilité, qu'il importe de connaître.

1°. Le *satyriasis*, qui constitue le premier cas, n'est pour l'ordinaire que passager; fruit d'un violent amour ou d'une passion portée a l'excès, il cesse presque toujours avec la possession de l'objet aimé, et pour le dire en passant, il est bien peu d'hommes, qui, pour une telle cause, ne puissent achever le sacrifice conjugal, après les premiers actes du mariage. On cite cependant plusieurs exemples de personnes chez lesquelles la sensibilité du pénis fut toujours assez intense, même dans l'état de mariage, pour que les forces éjaculatrices ne pussent surmonter celle de l'érection qui tend alors à oblitérer le canal de l'urètre; tel fut le cas du jeune homme dont parle Schewetel (1), qui, après plusieurs années de tentatives infructueuses, parvint enfin, au moyen d'un régime des plus tempérans, à couronner l'acte du mariage qu'un excès de puissance et d'ardeur avait rendu jusqu'alors stérile. Tel fut encore ce noble Vénitien, que l'amour consumait vainement depuis long-temps, et qui, après avoir consulté plusieurs médecins de l'Europe, trouva enfin un remède salutaire dans l'emploi des saignées, des bains, et autres tempérans que lui conseilla le docteur Cockbrun (2). Le *priapisme*, ou érection morbide du pénis, ne peut être considéré comme une cause de stérilité, en ce qu'il revêt tous les caractères d'une inflammation aiguë, en parcourt les différentes périodes avec des symptômes plus ou moins graves, sans cependant laisser après lui d'ac-

(1) Mémoire à consult. Gazette de Santé, N.° 52.

(2) *Id.*, page 207.

cidens capables d'apporter aucun trouble dans l'œuvre de la génération. Au surplus, les mêmes moyens thérapeutiques sont applicables aux deux circonstances, qui cèdent le plus ordinairement à l'emploi des saignées, des bains tièdes, des lavemens émolliens, des émulsions de semences froides, etc., etc.

2°. *Anaphrodisie.* Comme nous devons étudier en particulier l'anaphrodisie qui dérive de causes générales, inhérentes à la constitution individuelle, nous ne parlerons ici que de l'anaphrodisie locale, tenant à la diminution ou à l'abolition de la sensibilité génitale par suite de circonstances éventuelles quelconques; envisagée sous ce dernier point de vue, l'anaphrodisie qui constitue l'un des cas les plus fréquens de stérilité, reconnaît une foule de causes qu'il est utile d'apprécier. L'une des plus fréquentes et des plus funestes est sans contredit l'exercice abusif et prématuré des organes génitaux, notamment l'excès de la masturbation. Outre que le pénis flétri par des attouchemens multipliés, ne distille plus qu'un sperme séreux et sans vertus prolifiques, il ne tarde pas de tomber dans un état de flaccidité souvent rebelle aux sollicitations les plus fatigantes, et combien même d'individus épuisés par de telles manœuvres, ou par les excès du coït, ont cherché de vains secours à leur impuissance dans la couche nuptiale ! Enervés jusque dans leurs facultés intellectuelles, incapables des moindres conceptions, ils traînent péniblement une existence devenue onéreuse pour eux-mêmes, et nulle pour l'autre sexe. Mais détournons nos regards d'un si triste tableau pour poursuivre l'examen des autres causes qui peuvent amener l'impuissance.

Qui croirait que des circonstances tout-à-fait opposées à la précédente ont pu, dans quelques cas, opérer l'extinction des facultés génitales ? On a cru remarquer que l'abstinence absolue des plaisirs vénériens pouvait affaiblir et détruire à la longue l'action des organes sexuels : telle fut du moins la remarque de Galien (1) à l'égard des athlètes dont on exigeait la plus sévère continence, dans le but de favoriser leur développement physique. On a pareillement cité l'exemple d'un grand Saint voué à la plus austère chasteté, en qui l'on trouva à peine des vestiges de parties sexuelles après sa mort. Convenons

---

(1) *Casp. à Reies, quœst.* 46.

toutefois que de nos jours il est excessivement rare que, pour une telle cause, la faculté génitale s'éteigne.

L'influence des diverses situations morales de l'homme sur la génération, doit également mériter ici toute l'attention du médecin ; car telle est l'étroite liaison qui unit l'organe de la pensée á l'appareil de la reproduction, que l'exercice de l'un affaiblit constamment les facultés de l'autre. Il est, en effet, dans la vie, mille circonstances où l'ame toute livrée à un objet, appelle sur elle-même toute l'activité nerveuse, et rend les sens en quelque sorte muets aux impressions du plaisir et de la volupté. L'homme dont l'attention se soutient longtemps sur une même série d'idées, semble oublier jusqu'aux objets d'affection qui l'entourent ; tout entier à sa pensée, il ne vit, pour ainsi dire, que dans l'objet de sa pensée; aucune sensation, pas même celle de l'amour, ne l'avertit de son existence : et je ne sais si l'on doit s'étonner que tant d'hommes qui se sont illustrés dans les sciences et les lettres, ayent manifesté une telle indifférence pour le sexe. Si les écrits de Boileau brillent du feu de l'imagination, c'est que, par un contraste frappant, ils portent en même-temps le caractère de la froideur pour le sexe. Pense-t-on que si Newton, que l'on a dit être resté vierge, eût été en butte à tous les tourmens de l'amour, ses ouvrages seraient empreints de tout le génie qui les distingue? De tels exemples justifient assez l'heureuse idée de Cabanis, qui a comparé la sensibilité à un fluide circulant dans ses canaux, dont la quantité déterminée diminue d'autant plus dans une partie, qu'elle se jette en plus grande abondance dans une autre. Que l'on me permette d'ajouter ici un exemple bien propre à confirmer cette vérité.

M. M***, magistrat près d'une Cour royale de premier ordre, s'était livré dès sa première jeunesse à des travaux d'esprit qui lui avaient fait contracter une sorte d'éloignement pour les deux sexes. La présence des beautés les plus piquantes était pour lui sans attraits; à peine avait-il éprouvé, à l'âge de ving-quatre ans, la moindre impression sensuelle; mais à cette époque ayant assisté pour la première fois à l'opéra d'Armide, le jeu des acteurs, le charme de la musique, tout porta dans son ame les premiers feux de la volupté. Cette nuit, M. M*** s'endort au milieu de toutes les illusions que peut faire naître sur les sens la vue d'un tel spectacle. Il est transporté pendant le sommeil au palais d'Armide où il n'aperçoit que des images qui lui peignent bonheur et volupté ; enfin ses sens jusqu'alors profondément assoupis, l'avertissent qu'il est homme. Livré de nouveau à ses travaux habituels, M. M*** redevient bientôt inaccessible à l'amour jusqu'à ce que sa pensée puisse être distraite par la société d'une demoiselle dont il recherche la main et qu'il obtient au gré de ses vœux. M. M*** pouvait se promettre toute espèce de bonheur dans une telle union, mais vain espoir! Loin d'être excités, ses sens ne sont que plus alarmés à la vue d'un objet dont les charmes étaient faits pour enflammer toute autre personne; en un mot M. M*** sort de la couche nuptiale, n'emportant que la certitude et la honte de sa faiblesse. Consulté dans une telle occurence, je conseillai au malade de se séparer entièrement de ses livres et de toute occupation relative à sa profession, pour se livrer à l'exercice de la chasse, aux promenades à cheval, et à des occupations manuelles, notamment à celle du jardinage, qu'il préférait à toute autre; chaque jour des frictions furent pratiquées à la partie interne des cuisses avec le liniment antianaphrodisiaque (*Voir* la Pharmacologie). Je prescrivis en même temps pour boisson une décoction de racine de ginseng, édulcorée avec le sirop antianaphrodisiaque (*Voir* la Pharmacologie) dont on augmenta graduellement la dose; je fis faire matin et soir des lotions sur les parties sexuelles avec une infusion de plantes aromatiques animée de quelques gouttes de teinture de benjoin, substituant quelquefois à ce moyen des frictions avec la pommade asérasique ou des douches de Barège sur les mêmes parties et à la région lombaire. A l'aide de ce traitement, continué avec persévérance pendant deux mois et demi, M. M*** recouvra entièrement ses facultés viriles et put couronner l'acte conjugal, dont il obtint les fruits les plus convoités.

D'autres causes morales peuvent contrarier plus ou moins le vœu de la nature dans l'acte de la reproduction. Il est certaines passions qui amènent l'impuissance par le fait même de l'exaltation qui les accompagne, soit que dans ce cas l'émission de la semence ne puisse s'opérer, soit qu'au contraire elle précède le phénomène de la conjonction. D'autres passions, par un effet tout opposé, frappent l'appareil générateur d'une sorte d'apathie et rendent souvent impossible l'acte conjugal. La haine, la jalousie, une illusion détruite, la vue de quelque difformité, le dégoût inspiré par une haleine fétide, des espérances déçues, sont autant de circonstances qui peuvent donner lieu à l'anaphrodisie.

Les affections de l'ame peuvent également éloigner de l'acte vénérien, mais il faut pourtant convenir qu'elles sont moins incompatibles avec l'amour, qu'un grand nombre de passions, et surtout que les longues et profondes méditations ; il est même certaines affections qui semblent porter dans l'ame les plus douces impressions de la volupté : telles sont celles qui atteignent le cœur et que les larmes ou l'amitié peuvent adoucir. « L'amour, dit la sensible M.me Cottin, cette première des félicités humaines, a besoin pour être vif et durable, que la douleur lui prête ses larmes ; enfant de la mélancolie bien plus que de la joie, jamais ses feux ne sont plus ardens que quand il les allume dans des yeux nourris de pleurs, et ce n'est que nourri par la tristesse qu'il peut être éternel. »

Diverses circonstances hygiéniques peuvent également amener l'anaphrodisie ; tel est surtout l'usage long-temps continué d'alimens très-rafraichissans, de boissons acides, de fruits des cucurbitacées, et autres substances capables de jeter l'appareil générateur dans une sorte de *collapsus*. On a également observé que l'abus des liqueurs spiritueuses, celui du café et de la plupart des solanées, pouvait avoir les mêmes résultats; mais il est important de ne pas confondre l'action de ces diverses substances, ainsi que l'ont fait la plupart des auteurs qui ont écrit sur cette matière; car il en est du mode d'action de ces dernières, comme de toutes celles qui énervent et épuisent à force d'exciter un système d'organes quelconque.

On a cru remarquer que l'équitation pouvait affaiblir et suspendre les facultés génitales. Hippocrate (1) attribuait à cette cause la stérilité du plus grand nombre des anciens Scythes; tout récemment j'ai donné des soins à un courrier d'état, qui, à la suite de longs voyages non-interrompus, fut atteint d'impuissance.

Partout l'espèce humaine se reproduit, mais le sentiment qui rapproche les sexes est

(1) *De aere, aquis et locis*, traduct. de M. Ernest Geoffroy, page 157.

loin d'être le même sous les diverses latitudes, et sans aller chercher les preuves de cette vérité chez les peuples qui habitent les poles et les tropiques, qui diffèrent essentiellement sous ce rapport, il doit suffire de comparer un instant la tiédeur de nos voisins des Pays-Bas avec la vive ardeur des méridionaux de la France.

Les saisons, qui font des climats passagers, influent aussi d'une manière remarquable sur les facultés génitales; si le printemps et l'été sont, comme on l'a dit, des saisons d'amour, l'automne et l'hiver semblent être des temps de repos pour la vie reproductive dans l'espèce humaine comme dans l'universalité des êtres vivans. Une telle assertion n'est pas seulement le fruit de l'analogie ; elle repose sur les tables de naissance et de population établies chez les différens peuples. Hippocrate qui avait déjà étudié cette influence, pensait que le fluide séminal éprouve d'autant plus d'altération que la température des climats est plus variée, et que les saisons offrent plus d'irrégularité(1), *plures enim corruptiones contingunt in seminis coarctione, quùm tempora frequenter*

(1) Ouvrage cité, page 175.

variant, quàm si eadem sunt et similia. J'ignore à quel point l'observation d'Hippocrate peut être fondée ; mais tout en convenant qu'il existe des climats et des saisons plus favorables au rapprochement des sexes, il est permis de douter qu'ils exercent sur la sécrétion du sperme une influence capable de rendre stérile l'acte conjugal. Du reste, j'abandonne volontiers cette question au médecin légiste, en ce qu'elle n'offre qu'un bien faible point de contact avec l'objet de ce travail.

Il est difficile d'établir des règles générales de traitement pour l'anaphrodisie, qui exige autant de modifications thérapeutiques qu'elle reconnaît de causes. Lorsqu'elle provient de fréquentes émissions de la semence, on doit surtout s'attacher à éloigner tous les excitans physiques et moraux, capables d'entretenir l'excès de sensibilité des organes génitaux coïncidant le plus ordinairement avec l'état d'épuisement de l'individu. La continence, le changement d'air, un exercice modéré, des alimens succulens, l'abstinence de tous ceux qui sont âcres et irritans doivent être les premiers moyens à employer. Tissot (1) a con-

(1) Dissert. sur les maladies produites par la masturbation.

seillé dans le même cas les martiaux unis au quinquina ; mais je pense que le médecin ne saurait être trop discret sur l'emploi de tels moyens; à moins toutefois qu'aucun phénomène d'excitation partielle n'accompagne l'état d'épuisement dans lequel se trouve le malade; et dans ce dernier cas même, il est important d'avoir égard à la disposition des systèmes gastrique et pulmonaire qui peuvent encore contr'indiquer leur emploi. Un moyen qui a été prescrit de tous temps, et qui nous paraît surtout propre à rétablir les forces musculaires affaiblies est l'exercice de la natation. Lorsqu'à l'aide de ces différens moyens hygiéniques, l'on est parvenu à répartir et à régulariser la vitalité sur les divers systèmes organiques, et que l'anaphrodisie est rendue à un état de simplicité qui peut permettre l'emploi des stimulans, on obtient les plus grands avantages des douches de Barège pratiquées sur les lombes, le long de la colonne épinière, des frictions faites au voisinage des parties sexuelles avec les linimens stimulans; des substances diffusibles prises à l'intérieur, ayant soin de mesurer l'action de tels moyens sur le dégré d'excitation qu'il convient de donner aux organes génitaux.

Ai-je besoin de dire que l'anaphrodisie qui serait due à une cause tout-à-fait opposée, c'est-à-dire, à une abstinence absolue, devrait cesser par le seul fait de l'exercice des organes génitaux.

Lorsque l'anaphrodisie est le fruit d'une longue contention d'esprit, qui a absorbé toute la vitalité consacrée à l'exercice des facultés génitales, on doit de même commencer par éloigner de la pensée tout sujet de méditation, en occupant les sens de circonstances capables de les réveiller de leur assoupissement. Tissot (1) dit aussi avoir traité avec succès l'impuissance due aux études opiniâtres par des bains froids et par l'usage d'une poudre composée du tartrate acidule de potasse, d'oxyde de fer, et d'une faible quantité de canelle. J'ai cité un cas d'anaphrodisie, dû à ce genre de cause, qui céda à l'emploi long-temps continué des douches sulfureuses, des frictions cantharidées et autres excitans dirigés sur l'appareil génital; mais il faut toutefois convenir que l'art doit moins compter sur de tels secours que sur le repos de l'esprit joint à

---

(1) Maladies des gens de Lettres, Œuvres compl. publiées par M. Hallé.

l'exercice du corps et des sens, en un mot sur les moyens hygiéniques et moraux propres à détourner la vie du centre sensitif où elle semble alors toute reléguée.

De même, lorsque l'anaphrodisie est le produit d'une puissance imaginaire ou d'une passion quelconque, c'est surtout en modifiant les impressions morales que l'on peut espérer de la combattre. Ce n'est, en effet, comme le dit Montaigne, que dans l'imagination que l'on trouve les moyens de guérir des maux imaginaires.

L'impuissance que cause l'usage prolongé des substances alimentaires *dites* réfrigérantes, se guérit le plus ordinairement au moyen d'alimens à la fois nutritifs et excitans, tels que les gelées animales chargées d'osmazome, la plupart des poissons, surtout leurs laitances, comme contenant plus de principes phosphorescens; les crustacées, les huîtres, les écrevisses, etc.; diverses substances végétales, telles que les truffes, les morilles, les topinambours, les artichauds, etc. Outre l'emploi des moyens généraux déduits des règles de l'hygiène, et variés d'après la nature même des causes de l'anaphrodisie, il est une classe de médicamens dont l'action paraît exciter plus directement l'appareil génital, et que l'on a pour cette raison désignés sous le titre d'aphrodisiaques. Un très-grand nombre de substances prises dans les trois règnes de la nature composent cette série de médicamens, dont l'emploi sagement administré devient encore ici un puissant secours après celui des divers moyens hygiéniques; toutefois, comme ces derniers, les médicamens aphrodisiaques ne peuvent être soumis dans leur emploi à aucunes règles particulières, en ce que celles-ci dérivent d'une foule de circonstances inhérentes à la maladie ou à l'individu, et si j'ai cru devoir consacrer quelques pages à l'examen de telles substances, c'est dans le but de les livrer uniquement à des mains capables de diriger leur emploi. (*Voir le chapitre qui concerne l'hist. natur. et médicale.*)

§ IV. Maladies des organes d'émission.

1.° *Lésions particulières de la Prostate.*

Personne que je sache n'a encore étudié les maladies de la glande prostate sous le rapport de la stérilité; les recherches de Desault (1), de Chopart (2), de sir Everard-Home (3), et de beaucoup d'autres auteurs qui ont fait une étude toute particulière de ces maladies, ont eu uniquement pour but de faire connaître les obstacles qu'elles peuvent apporter à l'excrétion de l'urine. Néanmoins si l'on se rappelle la position respective de la prostate, ses rapports intimes avec l'urètre et les vaisseaux séminaux, il est facile d'apprécier l'influence qu'elles peuvent avoir sur l'émission de la liqueur spermatique, indépendamment même de celle de l'urine. Morgagny (4), qu'il faut toujours consulter quand il s'agit d'éclairer les points de doctrine les plus obscurs, a recueilli sur cet objet les faits les plus propres à confirmer cette vérité. C'est ainsi qu'il dit avoir trouvé à l'ouverture de plusieurs individus qui avaient été atteints de rétentions de sperme, pendant la vie, des *engorgemens* plus ou moins considérables de la

(1) Œuvres Chirurgicales, t. III, page 220.

(2) Traité des Maladies des voies urinaires.

(3) Maladies de la glande prostate, trad par Léon Marchant.

(4) *De sedib. et caus. morb.*, tom. II.

prostate, des *indurations squirrheuses* et *cartilagineuses*, des *concrétions pierreuses*, etc. etc.

On sait toutefois que ces diverses lésions ne peuvent nuire à la génération qu'en exerçant une action pour ainsi dire mécanique sur les conduits chargés de transmettre au-dehors le fluide séminal. Car il n'est pas plus permis, dans l'état actuel de la science, d'apprécier les vices de sécrétion de la prostate, comme constituant de véritables causes de stérilité, que de déterminer la part que peuvent prendre les fonctions de cette glande dans l'œuvre de la génération.

Il n'est pas toujours facile de reconnaître dans l'état de vie la nature de l'altération qui forme l'obstacle à l'émission du fluide séminal : seulement on peut fixer avec assez de certitude le diagnostic d'une tuméfaction quelconque de la prostate sur les symptômes qui émanent du trouble simultané des excrétions séminale, urinaire et fécale, jointe à la difficulté de faire pénétrer dans la vessie une sonde qui a été facilement introduite jusqu'au commencement de la prostate.

Desault établissait aussi comme signes de l'engorgement variqueux de cette glande, la lenteur avec laquelle se fait la rétention, l'indolence de la tumeur, lorsqu'on la comprime avec le doigt introduit dans le rectum; et l'absence des cuissons quand les urines traversent le canal.

Quant aux indurations squirrheuse et cartilagineuse de la prostate, il n'est aucun signe particulier de les reconnaître, à moins que la tuméfaction soit telle qu'elle puisse être sensible au toucher lors de l'introduction du doigt dans le rectum.

Il est encore plus difficile de distinguer la présence de concrétions pierreuses dans le corps de la prostate ou dans les conduits éjaculateurs, en ce que leur volume est ordinairement assez petit pour ne pas augmenter, d'une manière sensible, celui de la glande.

La difficulté d'établir ici des règles thérapeutiques dépend nécessairement de celle du diagnostic ou du degré d'altération de l'organe affecté. Lorsque la tuméfaction de la prostate paraît être simplement l'effet de l'engorgement variqueux des vaisseaux de cette partie, on peut lui opposer avec quelque succès la situation horizontale du malade jointe à l'introduction de sondes de gomme élastique dont on augmente graduellement le calibre. On dégorge directement les vaisseaux au moyen de sangsues à l'anus, en même temps que l'on s'oppose à un nouvel afflux de sang dans la partie en appliquant sur la région du périnée de la glace pilée, des linges trempés dans l'acétate de plomb liquide; en entretenant le ventre libre au moyen de demi-lavemens froids, et en évitant avec soin tous les efforts capables d'imprimer à la circulation abdominale une impulsion qui puisse favoriser de nouveau l'engorgement.

Il est d'autant plus difficile de remédier aux indurations squirreuse et cartilagineuse de la prostate sous le rapport de la stérilité, que les conduits éjaculateurs participent eux-mêmes à l'altération; néanmoins après avoir fait usage de sondes de gomme élastique dans le but d'entretenir la continuité de l'urètre, on peut employer avec quelque espoir de succès, surtout si la maladie n'est pas ancienne, les frictions mercurielles pratiquées sur la région du périnée, l'emplâtre de jusquiame et de belladone, les fondans pris à l'intérieur, les bains et autres moyens généraux; mais on conçoit que si la tuméfaction de la prostate s'accompagnait de l'adhésion des parois des conduits éjaculateurs, la stérilité en serait la conséquence nécessaire et incurable. Quant aux calculs prostatiques, il est difficile de leur opposer d'autres moyens que l'emploi des remèdes généraux, notamment des bains et des cataplasmes émolliens appliqués sur le périnée. Non seulement ils calment les vives douleurs et les accidens inflammatoires qui accompagnent ordinairement cette maladie ; mais il peut arriver qu'employés avec persévérance ils finissent par amener la sortie des calculs par l'urètre, ce qu'il est d'autant plus permis d'espérer, que l'on a souvent trouvé ces corps étrangers à l'embouchure même des conduits éjaculateurs. M. Nauche a publié l'observation d'un homme de lettres qui, après avoir éprouvé pendant près de quatre mois tous les accidens dus à la présence de corps étrangers dans la prostate, en fut complètement délivré après avoir rendu par l'urètre plusieurs calculs (1). Dans le cas où ces calculs manifesteraient leur présence par une saillie au périnée, le même auteur conseille

(1) Maladies de la vessie et du conduit urinaire, deuxième édition, page 149; ouvrage publié à l'occasion du concours ouvert par l'Académie de Médecine de Vienne, en Autriche, et dans lequel cet auteur a éclairé plusieurs questions importantes relatives à ce sujet.

d'en faire l'extraction en pratiquant une incision sur la tumeur même. Mais peut-être devrait-on suivre, en pareil cas, le conseil de Desault, c'est-à-dire, opérer d'après le procédé indiqué pour l'extraction des calculs vésicaux, dans la crainte de quelque erreur de diagnostic.

2.° *Maladies du Vérumontanum.*

Les maladies du vérumontanum sont le plus ordinairement concomitantes à celles de la prostate, mais il peut arriver aussi qu'elles se manifestent indépendamment de ces dernières, surtout à la suite de blenhorrhagies répétées ou mal guéries. Les maladies qui peuvent avoir lieu sous l'influence de telles causes, et qu'il importe d'étudier spécialement sous le rapport de la stérilité, sont *l'engorgement* et *l'induration* de cette partie.

Morgagny, de Blegny et sir Everard-Home ont rapporté des exemples de stérilité due à ces deux genres d'altération qui se lient presque constamment à l'oblitération des orifices des conduits éjaculateurs. De la Peyronie (1)

---

(1) Mémoires de l'Académie de Chirurgie, t. II.

cite l'observation d'un homme qui ne pouvait éjaculer bien que l'excrétion de l'urine fût libre. Après sa mort, il trouva à la face postérieure du vérumontanum une cicatrice qui avait changé la direction des conduits éjaculateurs, de manière à imprimer au fluide séminal une route toute opposée à celle de l'urètre. Cette dernière circonstance peut être simplement l'effet de l'obliquité du vérumontanum vers le col de la vessie, par l'effort que la semence exerce sur cette partie lorsque l'urètre éprouve une pression quelconque à l'instant de l'éjaculation. Je donne en ce moment des soins à un Monsieur nouvellement marié qui, pour avoir souffert cette inconcevable pratique pendant plusieurs années, a complètement perdu la faculté d'éjaculer, bien qu'il éprouve la même aptitude et la même délectation voluptueuse dans l'exercice du coït.

On conçoit qu'il n'est pas moins difficile de rémédier à ces diverses causes de stérilité, que de pouvoir constater leur existence dans l'état de vie. L'art ne possède dans les cas d'engorgement et d'induration aucun moyen particulier, autre que ceux indiqués contre les rétentions d'urine dues aux mêmes altérations. (*Voir* sur cet objet les Traités *ex pro-*

fesso de Chopart, de Desault, de Louis, de Petit, etc., etc.) Lorsque le défaut d'éjaculation paraît être l'effet d'une disposition particulière du vérumontanum, qui a changé la direction du fluide séminal, on peut espérer de rendre à ce dernier son cours naturel par l'usage des moyens mécaniques, propres à surmonter sa tendance à prendre une marche rétrograde; c'est ainsi que j'ai employé avec le plus parfait succès une pelote qui, fixée à la partie du périnée correspondant à la portion prostatique de l'urètre, exerce, à l'instant du coït, une compression capable de s'opposer à l'abord du fluide séminal dans la vessie.

3.° *Maladies de l'urètre.*

Plusieurs maladies de l'urètre peuvent interrompre le cours naturel de la semence, soit en lui opposant des obstacles réels, soit en changeant la direction qui lui est nécessaire pour remplir le but des unions sexuelles. J'ai déjà parlé, à l'occasion de l'hypospadias, des rétrécissemens de l'urètre comme causes de ces deux phénomènes, qui peuvent avoir lieu simultanément, (*Voyez* pag. 49 et suiv.), et pour ne pas revenir sur une matière dont les détails appartiennent plus particulièrement à l'histoire des maladies des voies urinaires, je me bornerai à ajouter ici quelques réflexions qui peuvent être d'un intérêt plus direct au but de ce travail.

Lorsque les obstacles qui ont déterminé la formation des fistules urinaires ont été combattus avec assez de succès pour rétablir, dans toute sa liberté, la continuité de l'urètre, l'ouverture fistulaire peut encore livrer passage aux fluides urinaire et séminal, et contrarier plus ou moins le vœu de la nature dans l'accomplissement de l'acte générateur. Cette circonstance arrive principalement dans les fistules urinaires anciennes, dont les parois sont revêtues d'une membrane muqueuse accidentelle, et surtout lorsque l'ouverture a pris l'aspect d'un orifice naturel avec perte de substance plus ou moins considérable, qui ôte tout espoir de guérison. On trouve dans l'ouvrage de Chopart, sur les maladies des voies urinaires, et dans les Recueils de chirurgie militaire un assez grand nombre de cas de cette nature, contre lesquels l'art ne peut opposer que des moyens mécaniques, capables de rendre à la semence et à l'urine leur cours naturel ; j'ai employé dans plusieurs circonstances une plaque de gomme élastique, assez mince pour ne pas nuire à l'acte copulateur, et façonnée de manière à pouvoir fermer tout accès à la semence par l'ouverture fistulaire, lors de l'éjaculation : il y a peu de temps que j'eus occasion de constater l'efficacité de ce moyen par le fait suivant : un colonel de cavalerie, M. D***, portait depuis long-temps, à la base de la verge, une fistule urinaire, suite de plusieurs blenhorrhagies mal traitées ; l'ouverture qui livrait également passage à la semence et à l'urine était telle que l'on ne pouvait espérer de la guérir ; néanmoins, M. D*** se maria dans cet état, et vint plusieurs mois après me consulter : après lui avoir conseillé l'usage des sondes de gomme élastique, dont on augmenta graduellement le calibre pour favoriser l'ampliation de l'urètre, je fis appliquer sur l'ouverture fistulaire une plaque de gomme élastique, contenue par deux petits rubans de soie, arrêtés sur la plaque elle-même, et par deux autres fixés autour du bassin. Ce simple appareil eut en effet tout le succès que je pouvais en espérer ; car neuf mois après son application, il avait mis le comble aux vœux des deux époux.

Je pourrais citer plusieurs autres exemples de ce genre, dont j'ai rendu témoins M. Esparron et plus récemment encore mon honorable ami le docteur Nauche.

4.° Maladies des muscles qui concourent à l'émission de la semence.

Les muscles releveurs de l'anus, bulbo-caverneux et transverse du périnée, dont l'action convulsive doit compléter l'éjaculation, peuvent perdre leur myotilité, et tomber dans un état de paralysie, par les progrès de l'âge, par l'abus des plaisirs vénériens, par des maladies antécédentes, telles que l'apoplexie, l'hémiplégie, l'empoisonnement par le gaz acide carbonique, etc. Nous avons vu aussi plusieurs individus être atteints d'impuissance par suite de blessures au périnée, avec perte de substance.

Il n'est pas également facile de rémedier à la stérilité qui résulte de ces différentes causes : lorsqu'elle est l'effet de l'âge ou des excès énervans de la masturbation, on peut d'autant moins espérer de la guérir, qu'elle s'accompagne alors d'une véritable anaphrodisie, c'est-à-dire, d'un défaut de sensibilité et d'afflux de sang nécessaire à l'érection du pénis. (*Voir* Anaphrodisie, pag. 53.) Néanmoins, après avoir soumis les organes génitaux à un repos plus ou moins prolongé, et avoir réparé par tous les moyens convenables les forces épuisées, on peut user de frictions sur le périnée avec les linimens spiritueux et excitans, de bains d'eaux minérales sulfureuses et ferrugineuses, et principalement de douches dirigées sur la même partie. Baillou recommandait aussi aux vieillards d'attendre l'érection du matin pour entreprendre l'acte copulateur, parce qu'alors l'état de plénitude de la vessie comprimant les vésicules séminales, vient au secours des muscles éjaculateurs; c'est pour atteindre le même but, que dans plusieurs cas j'ai donné le conseil d'introduire dans le rectum un cylindre ou suppositoire de gomme élastique.

Un général de cavalerie, autrichien, qui s'était livré à toutes sortes d'excès dans sa jeunesse, ne pouvait éjaculer à l'âge de cinquante ans, bien que les érections eussent lieu. S'étant marié à cette époque, il sentit plus que

---

(1) *Lib. II, Consil. med.* 26.

jamais le besoin de trouver des secours à son impuissance et vint me consulter ; l'emploi du cylindre, joint à l'état de plénitude de la vessie, lui permit d'accomplir l'acte du mariage et d'en obtenir les fruits les plus désirés.

Si l'atonie musculaire était la conséquence d'une affection cérébrale quelconque, le médecin devrait d'abord diriger son attention sur cette cause, et s'il était assez heureux pour l'avoir combattu avec succès, il trouverait, en outre, de puissans remèdes à la maladie locale dans l'usage de linimens stimulans et cantharidés, des douches ascendantes de Barège, et surtout dans celui du moxa à la région du périnée.

Quant à la stérilité qui serait produite par une blessure, avec perte de substance de cette partie, l'art ne pourrait opposer que le moyen mécanique précité.

Article II. — De la stérilité dépendante de causes générales inhérentes a la constitution de l'homme.

La plupart des causes de stérilité que nous avons étudiées jusqu'alors, sont plus ou moins appréciables et se prêtent plus ou moins à des moyens de traitement ; mais il n'en est pas de même de celles qui doivent faire l'objet de cet article. Ici, en effet, nous verrons l'étiologie de la stérilité s'envelopper d'une sorte d'obscurité, et souvent même échapper entièrement à l'investigation de nos sens. Néanmoins, pour ne rien omettre de ce que la science et l'observation ont pu recueillir de plus positif sur cet objet, nous rapporterons à deux divisions principales toutes les causes qui peuvent donner lieu à ce genre de stérilité. C'est ainsi que nous étudierons successivement, 1.° sous le titre de *dispositions physiologiques*, celles qui appartiennent aux âges, tempéramens, idiosyncrasies, etc., etc. ; 2.° et sous celui de *dispositions pathologiques*, les maladies générales, telles que les cachexies scorbutiques, scrophuleuses, vénériennes, etc., etc.

§. I.er *Dispositions physiologiques.*

1.° *Ages.* — L'homme n'est pas apte à la génération dès l'instant qu'il a acquis l'époque de la puberté. La simple transition de l'enfance à l'adolescence ne peut à elle seule constituer une telle faculté, ainsi que l'ont pensé quelques auteurs; il ne suffit pas en effet, que la semence soit sécrétée pour être prolifique, elle doit être élaborée par des organes parvenus à leur développement; or, s'il y a quelque exagération dans l'opinion de Buffon (1) qui fixe cette époque à l'âge de vingt-quatre ans; nous ne pensons pas qu'elle puisse avoir lieu, en général, avant celui de vingt ans, ainsi que le pensait Linnée (2). On voit, à la vérité, bien des individus donner avant ce dernier âge des preuves de fécondité, mais outre qu'ils ne communiquent pour ainsi dire la vie qu'au prix de la leur, les produits qui naissent de telles générations sont le plus ordinairement faibles et languissans. L'homme conserve plus long-temps que la femme ses facultés génitales; mais ce serait encore une erreur de croire qu'il réunit toutes les conditions relatives à la génération, parce qu'il donne encore parfois des étincelles de vie reproductive à un âge de décroissement et de décrépitude. Du reste, rien ne limite le principe et le terme de la puissance génitale dans

(1) Hist. nat. de l'Homme.

(2) *Metamorphosis humana.*

l'homme ; tout naît ici des circonstances qui impriment à ses sens leur type de vie et de sensibilité ; c'est ainsi que l'homme dont la puberté fut précoce et la vie reproductive très-active, cesse d'exister pour l'autre sexe long-temps avant celui dont la nubilité fut retardée par l'éducation, par les habitudes privées, etc. Aussi doit-on avoir égard à la disposition générale de l'économie, lorsqu'il s'agit de porter sur l'appareil génital une excitation quelconque ; l'on ne peut même être autorisé à l'emploi de médicamens aphrodisiaques, qu'autant que l'impuissance a lieu chez des sujets qui ont acquis leur entier développement sans avoir encore éprouvé le besoin de se reproduire, ou chez ceux dont les années ont glacé les sens sans toutefois avoir détérioré leur constitution.

Les individus que des circonstances si différentes peuvent rendre stériles, rentrent néanmoins dans les mêmes conditions physiologiques et doivent être placés sous l'influence des mêmes moyens thérapeutiques ; car si l'un a besoin de stimulans directs pour vivifier des organes profondément assoupis, il faut à l'autre de nouveaux excitans pour réveiller une sensibilité qui s'éteint chaque jour par les progrès de l'âge.

Un grand seigneur polonais qui avait abusé dans sa première jeunesse des plaisirs vénériens, avait entièrement perdu ses facultés viriles avant l'âge de trente-cinq ans; il avait consulté successivement, à ce sujet, les docteurs Hufeland, Osiander, Caro, et en dernier lieu, le célèbre Thomassini qui voulut bien me l'adresser. Le Prince avait alors quarante-cinq ans et semblait déjà tout courbé sous le poids des années; il se plaignait surtout d'une douleur gravative le long de la moëlle épinière, jointe à une extrême difficulté de marcher; toutes les fonctions organiques et surtout les fonctions digestives étaient profondément altérées. Portant d'abord mon attention sur l'état d'épuisement qui était le principe évident de l'impuissance, je donnai au malade le conseil de s'isoler entièrement de la société pour se préparer à un traitement anti-anaphrodisiaque. Il vécut avec quelques amis pendant plusieurs mois, dans une petite maison de campagne où il partageait son temps entre la chasse, la pêche et le jardinage. Joignant à l'influence de ce moyen un régime essentiellement analeptique continué pendant environ l'espace de six mois, je lui conseillai ensuite l'usage du sirop suivant, que je fis ajouter à une légère tisane de chicorée sauvage, à la dose de 4 à 5 cuillerées par jour.

Semence de cacao.	℥ iv;
Gousses de vanille.	℥ ß ;
Racine de ginseng du Japon. . . .	ʒ v;
— De Jean Lopez.	ʒ iij ;
— De gentiane	ʒ ij;
Sucre blanc.	℔ iv
Eau commune.	q. s. ;
Teinture de safran.	ʒ ij.

Chaque jour, je lui faisais frictionner la colonne épinière, la partie interne des cuisses, le scrotum, etc. avec le liniment anti-anaphrodisiaque ordinaire (*Voyez la Pharmacologie*). Le Prince portait nuit et jour une ceinture asérasique dans laquelle entrait la teinture d'ambre gris et l'huile essentielle de roses orientales. Le malade commençait à éprouver l'heureuse influence de ce traitement lorsque le froid de la saison obligea de le suspendre. Je lui conseillai d'aller passer une partie de l'hiver à Nice, où il reprit son traitement qui eut alors tout le succès désiré. Le Prince est marié depuis sept mois, et j'apprends à l'instant où j'écris, que sa jeune épouse est enceinte de cinq mois.

2.° *Tempéramens.* Les tempéramens ont surtout une influence bien manifeste sur le degré d'énergie des facultés génitales; on sait que l'ardeur amoureuse s'allie ordinairement avec les tempéramens bilieux et nerveux, tandis que les constitutions éminemment lymphatiques s'accompagnent souvent d'une sorte de frigidité qui les rend stériles. La même remarque a été également faite à l'égard des individus qui sont doués d'une excessive obésité. Il semble que dans de telles circonstances toutes les forces vitales ayent abandonné les organes génitaux pour se porter sur tel système dont elles augmentent là nutrition. Les fleurs prolifères qui ne sont stériles que parce que leurs étamines sont converties en pétales par un excès de nourriture, nous donnent assez l'image de cette sorte de stérilité dans l'homme. De même il est des constitutions athlétiques qui s'accompagnent d'une sorte d'apathie des organes sexuels, comme si toute la puissance vitale était alors consacrée au développement du système musculaire.

C'est d'après les mêmes lois, que l'appareil génital peut lui-même devenir un centre de vitalité plus ou moins active aux dépens du reste de l'organisation. Cette surabondance de vie des organes sexuels, que le savant Hallé (1) désigne sous le nom de tempérament génital, en ce qu'il caractérise une plus grande aptitude à la génération, est souvent héréditaire ou le fruit d'une éducation prématurée, d'habitudes vicieuses, etc., etc.

En considérant sous ce dernier point de vue les tempéramens, on observe aussi qu'il est des individus stériles par défaut de tempérament génital, comme il arrive chez les sujets dont les organes sexuels sont frappés d'une sorte d'inertie originelle que caractérise ordinairement le peu de développement du pénis, sa flaccidité presque constante, la laxité du scrotum, l'incontinence d'urine, l'odeur aigre de la transpiration, le ton grêle de la voix, la figure imberbe, etc., etc.

La stérilité qui tient à une disposition générale de tempérament est sans contredit l'une des plus difficiles à combattre; les anciens donnaient le conseil d'opposer l'une à l'autre les diverses constitutions, pour rendre fécondes les unions sexuelles; c'est ainsi qu'ils conseillaient d'unir les hommes maigres avec les femmes grasses; les hommes blonds avec les

(1) Mémoires de la Société médic. d'Emul., t. III.

femmes brunes *et vice versâ*. Cette opinion qui a servi de base à l'auteur des *Études de la Nature* pour établir son système des contrastes en amour, trouve en effet quelque vraisemblance dans les faits nombreux qu'il a recueillis à cet effet. L'art pourrait aussi dans le cas de stérilité constitutionnelle, avoir recours aux divers moyens capables d'exciter les différens systèmes organiques et en particulier l'appareil génital; c'est ainsi que l'exercice pris à la campagne et dans une saison où les passions éclatent avec plus d'énergie, l'usage des végétaux aromatiques, des liqueurs spiritueuses prises avec réserve, des médicamens aphrodisiaques sagement administrés, des linimens volatils et cantharidés, l'emploi de l'électricité, etc. peuvent surtout être de quelque utilité dans le traitement de cette espèce de stérilité; mais il serait bien plus permis de compter sur le succès de tels moyens dans le cas d'impuissance locale ou résultant d'un défaut de tempérament génital (*Voir l'anaphrodisie locale, pages* 53 *et suivantes*).

3.° *Idio-syncrasies*. Pour faire connaître l'influence que peuvent avoir sur les facultés génitales les diverses idio-syncrasies individuelles, j'ai besoin de m'arrêter un instant sur le sens qu'il convient d'attacher à ce mot considéré sous le rapport de la stérilité : chaque individu a une manière de sentir, de vivre et de souffrir; et cette disposition qui nait de l'hérédité ou qui s'acquiert par les différentes circonstances hygiéniques, peut imprimer à la sensibilité génitale un mode et un degré particuliers d'affectibilité dont il est quelquefois difficile de reconnaître la véritable source. Je ne connais pas d'exemple plus propre à faire sentir l'influence de telles causes sur la puissance génitale de l'homme, que le fait suivant :

M:.... Pair de France, avait été forcé de quitter la France dès l'âge de vingt ans pour fuir les dangers de notre révolution; transplanté à la Nouvelle-Orléans où il passa près de quinze années, il adopta entièrement les mœurs du pays, ne se nourrissant que de crudités ou de mêts non apprêtés; en 1814, M..... rentra en France et voulut changer de manière de vivre en faisant servir indistinctement toute espèce de mêts sur sa table; mais il ne tarda pas de s'apercevoir qu'il perdait chaque jour ses facultés viriles. Consulté dans une telle occurrence, je prescrivis un traitement anti-anaphrodisiaque qui n'eut aucun succès ; M..... ayant désiré reprendre son ancien régime, je lui conseillai pour nourriture de la sarriette, des asperges, de la benoite et surtout du ginseng et des truffes; je fis en même temps pratiquer des frictions avec la teinture d'ambre gris sur les lombes et les parties génitales. Ses repas se composaient le matin d'un bol de lait chaud et de sept à huit cuillerées de maïs ou de millet; à midi, de salade de saison avec quelque peu de viande crue; le soir, de plusieurs mets contenant toute espèce de semences de graminées avec de la volaille crue. M....., qui continue depuis plusieurs années le même régime, jouit pleinement de ses facultés viriles; mais il est à remarquer qu'il les perd entièrement lorsqu'il cesse l'usage de tels alimens pendant quelques jours.

§. II. *Dispositions pathologiques.*

Tout état morbide peut compromettre plus ou moins le phénomène ou le produit de la génération, soit en déterminant une véritable impuissance, soit en exerçant une influence quelconque sur la sécrétion du sperme.

Aucune des maladies générales ou diathèses, considérées par quelques auteurs comme causes de stérilité, ne paraît porter spécialement sur la sensibilité génitale une action sédative; et ce n'est qu'en partageant l'état de faiblesse des autres systêmes vivans, que les organes sexuels sont eux-mêmes frappés d'inertie; en sorte que l'on n'observe guère l'impuissance qui résulte de telles causes que quand les forces musculaires sont sensiblement affaiblies : c'est ainsi que le scorbut, parvenu à un certain degré, rend souvent impuissans les individus qui en sont atteints. Les diathèses vénériennes, scrophuleuses, cancéreuses, etc., peuvent aussi dans quelques cas étendre leurs effets débilitans sur l'appareil reproducteur, bien que trop d'exemples attestent la fécondité de ceux qui en sont affectés. La plupart des maladies chroniques déterminent à la longue le même effet : on observe toutefois que quelques-unes semblent au contraire s'accompagner d'un surcroît d'énergie des facultés génitales ; on sait, par exemple que l'ardeur amoureuse coexiste le plus ordinairement avec les phthisies pulmonaires comme si le foyer de chaleur qui brûle pour ainsi dire, les principaux organes de la vie individuelle, étendait alors toute son activité sur la vie reproductive. De même on voit, à la suite de maladies aiguës, des convalescens éprouver une extrême vivacité de désirs vénériens; circonstance qu'il ne faut cependant pas confondre avec le cas précédent: ici en effet, la nature uniquement occupée de la conservation de l'individu, semble avoir oublié, pendant le cours de la maladie, toute fonction relative à la vie de l'espèce; et ce n'est ordinairement qu'à l'instant de la convalescence et du retour à la santé que la puissance virile reprend tout son empire: *sani hominis est, appetere, et ad eam valere et sobolem procreare.* (1)

On ignore à quel point les diverses diathèses ou maladies générales peuvent rendre la copulation infructueuse, en altérant la sécrétion du sperme: on sait seulement que cette liqueur subit par fois des changemens dans sa couleur, sa consistance et son odeur, sans qu'il soit possible d'attribuer à l'un ou à l'autre des fluides qui la composent cette altération. On croit avoir remarqué qu'elle prend une teinte rouge ou noirâtre chez les

(1) J. Gregori : *Conspectus medicinæ theoreticæ*, tom. I, pag. 2.

hypocondriaques, et une odeur fétide chez les épileptiques (1). Aristote avait déjà fait la remarque que la semence perd avec sa consistance, sa faculté prolifique, quand il dit : *Si semen viri aquæ supernatare queat, erit infecundum quùm id, quod fecundum est, statim ad imum descendat* (2). L'observation prouve en effet, que des individus dont la semence est devenue fluide et transparente par suite de pertes excessives, sont la plupart stériles; heureux bienfait de la nature, puisqu'il laisse dans le néant des êtres chétifs, malingres, incapables de devenir hommes!

S'il était permis de combattre la stérilité due à une diathèse quelconque, ce serait sans doute en dirigeant d'abord tous les moyens thérapeutiques contre la nature même de l'affection; c'est là en effet, que le médecin doit borner son ministère, et en cas d'incurabilité, dire avec le Prophète Jérémie, s'adressant au peuple d'Israël : *réjouis-toi, stérile, qui n'enfantes pas!*

---

(1) *Ephem. Nat. Cur.*, *dec. I, ann.* 1, *obs.* 63.
(2) *De Generat. anim.*, *lib. IV*.

DEUXIÈME SECTION.

DE LA STÉRILITÉ DE LA FEMME.

Les causes de la stérilité de la femme sont beaucoup plus nombreuses que celles qui appartiennent à l'autre sexe; ce qui a fait dire à un auteur que l'on trouverait trente femmes stériles contre un seul homme impuissant : *oritur sterilitas plerumque fœminarum vitio ; triginta enim mulieres steriles in singulos viros impotentes, si divisio fieret, inveniri possunt* (1). Nous rapporterons également à deux chefs principaux, c'est à dire aux *maladies de l'appareil génital* et aux *dispositions générales* physiologiques ou pathologiques, toutes les circonstances qui peuvent à l'égard de la femme, s'opposer à la copulation ou à la fécondation.

Article premier. — Maladies de l'appareil génital considérées dans la femme sous le rapport de la stérilité.

§. I. *Maladie des organes de sécrétion.*

1.° *Absence des ovaires.* Bien que l'existence

(1) Manningham : *In Artis obstetr. compend.; sect. de Conceptione.*

des ovaires soit une des conditions les plus nécessaires à la génération, il peut cependant arriver que l'un des deux manque ou perde entièrement l'usage de ses fonctions sans que cette circonstance amène la stérilité. On trouve dans Guillaume Hunter, un fait qui justifie en effet cette assertion. L'absence naturelle ou accidentelle des deux ovaires, dont le Professeur Chaussier a recueilli plusieurs exemples à la Maternité, entraine nécessairement la stérilité.

2.° *Absence des artères spermatiques.* Poupart a consigné dans les Mémoires de l'Académie des Sciences (1) l'histoire d'une jeune fille chez laquelle les artères et les veines spermatiques manquaient ; on conçoit que cette circonstance dont on n'a que très-peu d'exemples, doit, comme la précédente, donner lieu à une stérilité incurable.

3°. *Phlegmasies des ovaires.* — Sans considérer ici comme causes de stérilité les phlegmasies aiguës des ovaires qui accompagnent celles de l'utérus et du péritoine, et qui placent nécessairement le malade hors des fonctions sexuelles, il est divers autres degrés

---

(1) Année 1701, obs. 1, page 35.

d'irritation phlegmasique, dont la marche plus lente et plus obscure peut toutefois amener la stérilité, sans manifester autrement son existence que par des phénomènes généraux; c'est ainsi que des phlegmasies chroniques des ovaires, concomitantes ou consécutives à celles de l'utérus, ont paru dans beaucoup de circonstances s'opposer à la fécondation, soit par le seul trouble des fonctions des ovaires, soit par l'angustie ou l'oblitération des trompes qui l'accompagnent.

Il est encore une sorte de phlegmasie temporaire des ovaires, à laquelle peu d'auteurs ont fait attention, parce qu'elle ne s'annonce ordinairement que par des phénomènes nerveux, mais qui nous paraît être la cause prochaine de la stérilité du plus grand nombre des femmes douées d'un tempérament utérin. On trouve dans Bonnet (1), de Blegny (2), Lieutaud (3), Blancart (4), divers exemples de gonflemens des ovaires, observés seulement après la mort, chez des femmes hystéri-

---

(1) *Sepulchret, anat.*, *sect. VIII.*

(2) Journal de Médecine, tome XXI.

(3) *Hyrt. Anat. med.*, *part. I*, *obs.* 1494.

(4) *Prax. med.*, page 175.

ques et nymphomanes qui avaient été stériles.

La thérapeutique de la stérilité qui appartient à une phlegmasie quelconque des ovaires, découle naturellement de la théorie de la maladie. C'est ainsi que des sangsues appliquées aux deux régions iliaques, des bains de sièges, des cataplasmes et des lavemens émolliens, combattent, avec le même succès, et les accidens de l'hystérie, et la stérilité qui en résulte. Je pourrais citer plusieurs observations de femmes stériles et nymphomanes, qui ont recouvré leur fécondité sous l'influence de ce traitement. J'ai quelquefois, dans le même cas, fait placer avec avantage, à la suite de ces premiers moyens, deux exutoires aux lombes, dont j'entretenais la suppuration pendant plusieurs mois.

4°. *Induration et squirrhe des ovaires.* — Bien que ces deux accidens ayent lieu le plus ordinairement chez les femmes qui ont passé l'âge critique, il n'est cependant pas rare de les rencontrer chez des femmes jouissant de tous les attributs de leur sexe, et sur-tout chez celles qui ont eu plusieurs accouchemens laborieux. L'état squirrheux des ovaires n'exclut la fécondation qu'autant que les deux organes sont affectés en même-temps, puisqu'il est *à-peu-près* démontré que la conception ne s'opère, en général, que d'un seul côté. On cite même des exemples de femmes qui sont devenues enceintes, quoique portant des tumeurs plus ou moins volumineuses à la région des ovaires; circonstance qu'il n'est guère possible d'expliquer autrement que par l'intégrité des vésicules coïncidant avec l'altération des enveloppes des ovaires.

On regarde la stérilité qui appartient à une telle cause comme absolument incurable. Il est certain, en effet, que si l'emploi des moyens propres à combattre l'irritation phlegmasique qui la précède a été sans succès, l'on ne peut guère espérer d'obtenir une résolution complète lorsque l'induration est parvenue à un certain degré; le traitement dans ce cas appartient à la pathologie générale, et serait sans utilité pour l'objet dont il s'agit.

5.° *Transformations osseuse et calcaire des ovaires.* Ces deux modes d'altération organique dont on connaît plusieurs exemples, observés même chez des jeunes femmes, impliquerait nécessairement stérilité, si les deux ovaires étaient en même temps affectés, ainsi que Chopart en a recueilli un exemple remarquable.

Bien qu'il soit difficile de constater l'existence de telles causes pendant la vie, il serait encore moins permis d'en espérer la guérison.

5.° *Hydropisie des ovaires.* L'hydropisie et les hydatides des ovaires, n'étant le plus ordinairement qu'une complication de la dégénérescence squirrheuse de ces organes, constituent des causes de stérilité, presque toujours réfractaires à tous les moyens de l'art. (Voy. *Squirrhe des ovaires.*)

6.° *Absence et altération des corpuscules des ovaires.* Malpighi pensait que l'absence des œufs ou corpuscules des ovaires pouvait être une cause de stérilité. On sait aussi que les ovaires peuvent offrir, au simple aspect, un état sain, quoiqu'atteints de lésions quelconques qui intéressent leur organisation intime. Morgagny (1) et Valisniery (2) ont admis comme causes de stérilité, diverses altérations des corpuscules des ovaires, qu'ils ont observées après la mort de personnes qui avaient été stériles. Mais il faut convenir que la structure intérieure et les fonctions des ovaires sont encore trop peu connues, pour qu'il soit

---

(1) *De Sed. et Caus. morbor.*
(2) *De Generat. animal.*

possible d'émettre aucune opinion à cet égard.

6° *Hernies des ovaires.* Les déplacemens des ovaires, dont on trouve beaucoup d'exemples dans les ouvrages de chirurgie, ont paru à plusieurs auteurs une circonstance capable de s'opposer à la fécondation; mais comme ils accompagnent fréquemment les hernies de la matrice, peut être doit-on rapporter à cette dernière cause, la stérilité des femmes qui offrent cette disposition. Pott (1) cite une observation qui prouve assez que les deux ovaires peuvent être compris dans le même sac herniaire, sans donner lieu à la stérilité. M. Portal (2) rapporte également l'observation d'une femme qui mourut en couches, et chez laquelle il trouva l'ovaire droit sorti de l'abdomen par l'échancrure ischiatique. Il peut arriver qu'à l'instant de la formation de la hernie, les ovaires s'enflamment et contractent des *adhérences* avec les parties qui leur ont livré passage, et perdent ainsi l'usage de leurs fonctions.

L'indication thérapeutique des hernies des ovaires se fonde uniquement sur le mode et sur

---

(1) Traité des Hernies, sect. 3.

(2) Anat. Méd., tome V, p 556.

l'espèce de déplacement de ces organes ; seulement il est important de s'assurer si ce déplacement n'a pas lieu en même temps que celui de la matrice, en ce que les moyens de réduction devraient surtout s'appliquer à ce dernier organe (Voy. *les Déviations de l'utérus*).

§. I. *Maladies des Trompes.*

Les maladies des trompes ne sont pas moins difficiles à reconnaître que celles des ovaires dont elles sont les compagnes presqu'inséparables. Leurs *phlegmasies*, qui sont un résultat nécessaire de celle de la matrice et des ovaires, peuvent amener le *rétrécissement* ou même *l'oblitération* complète de leur conduit, et devenir ainsi une cause de stérilité incurable. De même, on a trouvé, après la mort de personnes devenues stériles par suite de métrites, des *adhérences* des trompes avec les parties environnantes, et du corps frangé avec l'ovaire, circonstance qui doit apporter le même obstacle à la fécondation, en ce qu'elle détruit toute communication de la matrice à l'ovaire, *et vice versâ.*

L'oblitération des trompes pourrait également avoir lieu par la seule présence de mucosités ou autres corps étrangers dans la continuité de leur conduit, mais on sent qu'il est aussi difficile d'apprécier ces circonstances que d'y remédier.

§. II. *Maladies des Organes de conjonction.*

1.° *Longueur excessive du clitoris.* Quelques auteurs ont mis au nombre des causes de la stérilité, l'excessive longueur du clitoris; mais une telle conformation ne nous semble devoir être considérée comme telle, que par les circonstances morales qui l'accompagnent : il arrive souvent, en effet, que les femmes qui présentent cette disposition témoignent peu de goût pour les hommes, et préfèrent même certains plaisirs solitaires ou pris avec des personnes de leur sexe; on connaît l'histoire de cette Romaine qui, abusant ainsi de son sexe avec une esclave, fut surprise par son mari, qui dans sa fureur, lui enleva le clitoris avec un instrument tranchant, et sut ainsi la rendre féconde, après huit ans d'un mariage stérile. Je rapporterai également à cette occasion l'observation suivante : En 1812, on amena à ma Maison de Santé du bois de Boulogne, une jeune femme de vingt ans, mariée depuis plusieurs années sans avoir d'enfans. Elle avait conservé la funeste habitude du clitorisme contractée dès l'enfance. Sans cesse entraînée par l'attrait de cette manœuvre, elle avait peu de pas à faire pour parvenir au dernier degré du marasme. Les Professeurs Pelletan et Dubois, consultés plusieurs fois à ce sujet, décidèrent enfin que l'enlèvement du clitoris était le seul moyen de faire cesser cette pratique, et en effet, l'opération qui eut lieu peu de jours après son entrée, lui rendit une santé des plus florissantes et bientôt après le titre de mère.

2.° *Absence du vagin.* Plusieurs auteurs, entr'autres Haller et Vicq-d'Azyr, ont recueilli des exemples d'absence du vagin. Le Professeur Richerand a également rapporté dans sa Physiologie (tom. II, pag. 347), l'histoire d'une femme chez laquelle cet organe manquait; un tel vice de conformation ne constitue pas seulement par lui-même, mais par l'absence de la matrice qui l'accompagne ordinairement, une cause de stérilité incurable.

3.° *Angustie du vagin.* L'exiguité naturelle du conduit vaginal, est une circonstance qui peut apporter plus ou moins de difficultés à la consommation du mariage, mais qui ne peut être considérée comme une cause d'impuissance. Il est extrêmement rare, en effet, que la seule cohabitation ne lui procure pas avec le temps, les dimensions voulues pour le libre exercice de l'acte reproducteur. Il n'en est pas de même du rétrécissement accidentel, résultant d'une inflammation qui aurait amené l'induration et l'épaississement des parois du vagin, au point de rendre le coït impraticable. Cet accident peut être aussi l'effet d'une sorte de raccornissement dû à l'usage des astringens dont quelques femmes abusent. M. Murat a consigné dans le Dictionnaire des Sciences médicales (1), l'histoire rapportée par Chambon, d'une femme de 26 ans, dont le vagin était devenu calleux par suite de l'usage des injections astringentes, au point de ne plus permettre l'introduction du pénis.

Le vagin peut être également rétréci dans une partie de son étendue, ou dans toute sa longueur, par des tumeurs osseuses voisines, ou par des excroissances syphilitiques, squirrheuses, carcinomateuses, etc., développées dans la texture même du vagin.

(1) Vol. LVI, page 479.

Heister et Morgagny ont vu le vagin rétréci par des brides transversales naturelles et accidentelles qui opposaient une sorte de digue charnue ou membraneuse à l'introduction du pénis. On sait encore que la membrane hymen peut acquérir une densité capable d'opposer une résistance invincible aux efforts du mari.

Lorsque l'on a combattu par des moyens généraux et locaux les causes spécifiques qui ont pu donner lieu aux rétrécissemens du vagin, on peut employer les tentes d'éponge préparée, les injections huileuses, et les demi-bains émolliens, etc.; mais il est bien difficile d'obtenir la guérison de ceux qui seraient l'effet de tumeurs osseuses développées dans quelque partie du bassin. Bien que l'on ait avancé que la femme peut concevoir malgré l'obstacle de l'hymen à l'introduction du pénis, il nous semble toutefois nécessaire d'inciser cette partie lorsque les tentatives de l'époux n'ont pu opérer la dilatation nécessaire à l'accomplissement de l'acte.

3.° *Oblitération du vagin.* L'orifice externe du vagin peut être naturellement fermé par l'imperforation de l'hymen, ou par la présence d'une seconde membrane qui arrête l'écoulement menstruel, et rend l'acte conjugal impraticable. Ruysch (1), Baudelocque (2), les professeurs Pelletan (3) et Chaussier (4), etc., ont rapporté des exemples de ce vice de conformation, auquel on remédie en incisant crucialement la membrane qui cause l'obstacle, et en introduisant une mèche de charpie enduite de cérat, afin d'empêcher la réunion des lambeaux qui résultent de cette opération.

Dans quelques cas aussi l'on a trouvé le fond du vagin naturellement oblitéré par une membrane plus ou moins dense qui apportait les mêmes obstacles à l'éruption des règles et à l'accomplissement du coït. Cette circonstance, qu'il n'est pas aussi facile de reconnaître que la précédente, offre aussi plus d'incertitude et de difficultés dans le procédé opératoire, sur-tout si l'oblitération occupe une certaine étendue dans la longueur du vagin. Consulté sur un cas semblable, Morgagny (5) n'osa même

(1) Thesaur., VI, N.° 85, page 45.
(2) Traité des Accouchemens.
(3) Cliniq. Chirurg., tome II, p. 204.
(4) Bulletin de la Faculté, N.° III, 1810.
(5) *Epist. Anat. med.* 46.

conseiller l'opération, dans la crainte d'intéresser le rectum et la vessie. Néanmoins les professeurs Flamant et Dubois donnent le conseil de prolonger l'ouverture en suivant la direction naturelle du conduit; mais cette opération, qui peut avoir les inconvéniens les plus graves, exige sur-tout l'application des préceptes donnés par M. Gardien (1), de s'assurer d'avance si la matrice existe, et d'attendre que la femme éprouve les premiers accidens de la rétention des règles; afin de s'assurer si le vagin ne s'ouvre ni dans la vessie ni dans le rectum, ainsi que cela peut avoir lieu. S'il existait une coalition complète des parois du vagin, l'art devrait respecter cette aberration de la nature, plutôt que d'imiter la conduite de ce chirurgien dont parle Dehaën (2), qui pénétra dans la vessie sans rencontrer le vagin.

Polypes. La présence de polypes dans l'intérieur du vagin, peut devenir une cause de stérilité, et par les difficultés qu'elle oppose à l'exercice du coït, et par la déviation qu'elle

---

(1) Traité des Accouchemens.

(2) *Ratio medendi, pars* 6.

imprime au pénis et au col de l'utérus, dont elle change les rapports voulus pour le but de la conjonction. Nous verrons à l'occasion des *polypes utérins*, le traitement qu'il convient alors de mettre en usage pour remédier à un tel accident. (*Voyez* page 127.)

Fistules vaginales. Les communications naturelles du vagin avec le rectum et la vessie, dont on connaît quelques exemples; celles plus fréquentes qui résultent d'un déchirement ou d'une inflammation gangréneuse à la suite d'accouchemens laborieux, ou de toute opération dans laquelle l'instrument aurait pu intéresser le vagin, constituent autant de causes de stérilité : outre le dégoût que doit inspirer une telle infirmité, elle rend nécessairement le coït infructueux, en changeant la direction naturelle du fluide séminal. J'ai profité, dans plusieurs cas de ce genre, de l'idée que conçurent Desault et Baudelocque, à l'occasion des communications naturelles et accidentelles du vagin avec le rectum ou la vessie : j'ai fait faire des instrumens en gomme élastique, modifiés sur le spéculum de M. Récamier, de manière à pouvoir être adaptés à l'état des parties. Parmi les exemples de succès que j'ai obtenus par ce moyen, je crois devoir rapporter ici les trois observations qui suivent.

Première Observation. — La femme d'un horloger de province éprouva, dans un accouchement laborieux qui avait nécessité l'embryotomie, un déchirement de la cloison recto-vaginale, qui occupait une grande partie du vagin. Cet accident fut suivi de végétations sarcomateuses assez considérables pour établir une sorte de digue au pénis, et imprimer une direction vicieuse à l'émission du fluide séminal. Pour obvier à ce double inconvénient, je donnai le conseil d'employer un demi-spéculum d'argent que je fis façonner d'après l'état des parties, et dont le but devait être à-la-fois de fixer en devant le museau de tanche qui s'inclinait en arrière, de comprimer la tumeur qui formait obstacle à l'introduction du pénis, et de détruire les rapports du vagin avec le rectum. A l'aide de cet instrument maintenu par plusieurs lanières qui se rendaient à une circulaire placée autour du bassin, cette dame put donner de nouvelles marques de fécondité, sans éprouver aucun accident lors de l'accouchement.

Deuxième Observation. — La femme d'un traiteur de Paris, à qui le docteur Nauche avait donné des soins dans une circonstance tout-à-fait étrangère à celle dont il s'agit, vint de sa part me consulter à l'occasion d'une communication naturelle du vagin avec la vessie. L'ouverture était telle, que le pénis pénétrait dans la vessie lors des approches conjugales. Après une exploration des parties, je crus devoir employer le moyen précédent, en le modifiant toutefois de manière à pouvoir être adapté à la face pubienne du vagin, où se trouvait le point de communication. L'appareil fut appliqué de la même manière que dans le cas précédent, et eut le même succès, car quelques jours après la cessation des règles, Madame..... devint enceinte, et accoucha très-heureusement. Je fus seulement obligé d'abaisser avec une branche du forceps la tête de l'enfant, qui, dans chaque contraction utérine, tendait à pénétrer dans l'ouverture de la vessie. Je crois devoir aussi noter que cette dame, qui ne s'était prêtée à l'exécution de ce moyen que par complaisance pour son mari, n'ayant plus voulu s'y soumettre, n'a plus eu d'enfant.

Troisième Observation. — Le sujet de cette observation est l'épouse du colonel S., qui, dans un premier accouchement, eut la cloison recto-vaginale complètement déchirée. Cet accident, qui paraissait dû à un surbaissement très-marqué de l'arcade du pubis, et que les professeurs Dubois et Richerand avaient jugé incurable, rendait nulles toutes les approches conjugales, en ce que la liqueur séminale se répandait au-dehors ou dans le rectum. Appelé auprès de madame S., qui désirait vivement obtenir d'autres enfans, je ne vis d'autre moyen d'obvier à son infirmité, que l'emploi d'un spéculum dont l'extrémité utérine fût disposée de manière à abaisser le fond du vagin qui formait des bourrelets assez épais pour dévier en devant le col de l'utérus. Ce procédé eut en effet tout le succès que je pouvais en espérer.

§. III. *Maladies des Organes de conservation.*

1.° *Absence de la matrice.* Plusieurs auteurs, entr'autres Columbus (1), Baudelocque (2), le professeur Chaussier (3), ont recueilli des exemples d'absence de la matrice.

---

(1) *De Re anatomicâ, lib.* 15.

(2) Art des Accouchemens, tome I, page 183.

(3) Bulletin de la Faculté de Méd. de Paris.

Ce vice de conformation, qui peut exister seul, mais qui coïncide presque toujours avec l'absence du vagin, constitue dans l'un et l'autre cas une stérilité absolue. Il n'en serait cependant pas de même si l'utérus était remplacé par une simple poche membraneuse capable de suppléer à ses fonctions jusqu'au terme de l'accouchement. — Une jeune fille de Vienne, en Autriche, âgée de vingt-quatre ans, d'une taille et d'une constitution ordinaires, rendait par le fondement, tous les vingt à vingt-cinq jours, une quantité de sang assez considérable, sans éprouver d'autres phénomènes de menstruation. Elle jouissait d'une santé parfaite, et faisait le service d'infirmière à l'hospice de *la Maison de travail* de Vienne, depuis environ six semaines, lorsqu'elle fut prise de douleurs aux aines et aux reins, qui l'obligèrent de garder le lit. L'ayant touché, je ne trouvai ni le col, ni l'orifice de l'utérus. En soulevant la tumeur qui faisait un peu saillie dans l'excavation du bassin, je sentis, à plusieurs reprises, des mouvemens bien distincts qui me firent soupçonner un état de grossesse. Depuis cet instant jusqu'au terme de la gestation, la malade fut constamment obligée de garder une position horizontale. Plusieurs saignées, des demi-bains, des lavemens émolliens ne produisirent qu'un très-faible soulagement. Plus elle approchait du terme de sa grossesse, plus elle était souffrante. Vers le neuvième mois, on distinguait, en tous sens, dans l'excavation du bassin, la tête de l'enfant, à travers une membrane extrêmement mince et d'une texture assez dense; on remarquait à droite et un peu en arrière, une ouverture de forme ronde et de l'étendue d'environ deux lignes de diamètre. Voyant que cette malheureuse femme perdait chaque jour ses forces, et qu'elle touchait au dernier degré de marasme, je me déterminai à l'accoucher. Je me fis assister, à cet effet, de MM. Poussielgue, médecin principal; Richard, chirurgien-major; Meunier, aide-major, et Schult, médecin-accoucheur très-distingué, qui partagèrent mon avis. En conséquence, après avoir placé convenablement la malade, je fis à la partie la plus déclive de l'organe qui remplaçait l'utérus, une incision assez grande pour permettre l'extraction de l'enfant. Aussitôt la sortie d'une assez grande quantité de liquide amniotique, la tête se présenta dans la seconde position, et je terminai l'accouchement à l'aide du forceps, sans difficulté. L'enfant, du sexe masculin, était faible, quoique paraissant à terme : il vécut quelques heures. Le cordon ombilical, très-grêle, long de dix-sept pouces et demi, et sans placenta, était adhérent sur le côté droit de la colonne vertébrale, presque au bas du rein; toutes les tentatives que je fis pour le détacher furent inutiles; il n'y eut que la suppuration qui en opéra la séparation le cinquième jour. La femme périt des suites de l'inflammation, dont rien ne put arrêter les progrès rapides. A l'ouverture du cadavre, nous trouvâmes, à la place de la matrice, une poche de texture membraneuse très-serrée, ayant contracté des adhérences très-intimes avec la partie inférieure de la colonne vertébrale et avec quelques portions du mésentère, de l'épiploon, et même du colon ascendant. Cette membrane recevait deux artères principales, du calibre d'une plume de pigeon; la droite naissait de la rénale, la gauche de l'hypogastrique du même côté. Elle était parsemée de filets nerveux très-nombreux provenant du grand sympathique : il n'existait qu'un seul ovaire et une trompe, altérés par l'inflammation; les autres parties de l'abdomen n'offraient rien de remarquable.

2.° *Défaut de cavité et atrophie de l'utérus.* La matrice peut exister sans cavité intérieure, ou être dans une sorte d'atrophie qui rende nulles ses fonctions. Haller (1) ayant fait l'ouverture d'une femme qui n'avait pas été sujette à l'écoulement menstruel, trouva la matrice d'un volume excessivement petit. Bien que ces deux cas n'excluent pas la faculté d'exercer le coït, ils impliquent toutefois stérilité absolue.

3.° *Occlusion de l'orifice de la matrice.* Le col de la matrice peut être naturellement fermé par une membrane, ou être oblitéré par suite d'inflammation ou de tumeurs squirrheuses développées sur cette partie. Le professeur Chaussier a vu plusieurs fois cette occlusion être l'effet d'une concrétion membraniforme, de nature couënneuse. Il n'est pas également facile de reconnaître ces divers modes d'altération, et de procéder à leur guérison : néanmoins si le toucher avait indiqué, d'une manière certaine, la présence d'une simple membrane fermant l'orifice externe de l'utérus, on

(1) *Disputationes anatomicæ.*

devrait l'inciser au moyen de ciseaux que l'on ferait glisser sur la cannelure d'un stylet pointu, d'après le procédé de Louis pour l'extraction des corps étrangers contenus dans cet organe. Plusieurs auteurs ont conseillé l'hystérotomie dans le cas d'oblitération complète de l'utérus, mais je ne pense pas que la stérilité seule dût autoriser cette opération, si d'autres indications ne la rendaient plus urgente. L'induration squirrheuse avec oblitération du col de la matrice, chez une jeune femme jouissant d'ailleurs des attributs de son sexe, devrait peut-être la rendre praticable, non-seulement pour rétablir les rapports du vagin et de la matrice, mais encore pour arrêter les progrès d'une maladie qui finit toujours par compromettre l'existence. C'est en se proposant un tel but, que le professeur Dupuytren a pratiqué plusieurs fois cette opération chez des sujets atteints de la même affection. (*Voyez* page 128.)

4.° *Leucorrhée.* Hippocrate (1) pensait que la leucorrhée devait mettre un obstacle à la fécondation. Si cette opinion, qui a été adop-

---

(1) *De aere, aquis et locis.* Trad. de M. Ernest Geoffroy, pag. 17.

tée par beaucoup d'auteurs, souffre de nombreuses exceptions, on ne peut nier toutefois que la stérilité ne coïncide très-fréquemment avec des écoulemens leucorrhéiques chez des sujets qui jouissent d'ailleurs de tous les attributs de leur sexe. Je pourrais citer plusieurs exemples de femmes qui ne sont devenues enceintes qu'après la cessation de cette maladie. Les leucorrhées anciennes paraissent sur-tout donner lieu à la stérilité, soit par le seul trouble des propriétés vitales de l'utérus, soit par l'oblitération des trompes qui en est quelquefois le résultat.

Outre que la leucorrhée peut par elle-même devenir une cause de stérilité, elle apporte plus ou moins de troubles à la santé de l'individu, et mérite par conséquent, sous ce double rapport, toute l'attention du médecin. Il n'est pas de mon objet de rappeler ici tous les moyens qui ont été proposés jusqu'à ce jour pour combattre ce genre d'affection : seulement je crois devoir noter comme moyens dont j'ai obtenu le plus de succès dans les écoulemens chroniques, l'emploi des révulsifs cutanés, tels que l'usage des bains et des douches de Barèges, les frictions sèches pratiquées sur toute la surface du corps, jointes à l'usage des chemises de laine ou de flanelle. J'ai quelquefois employé avec succès des vésicatoires volans, et même un exutoire, aux environs de la région lombaire, quand la maladie résiste.

Il est aussi des cas où les préparations toniques et ferrugineuses pourraient être de quelque utilité, ainsi que l'observe M. Hallé; mais l'on ne saurait être trop réservé sur l'emploi de ce genre de préparations.

5.° *Aménorrhée.* La fécondation nécessitant l'intégrité physiologique des organes de la génération, doit trouver dans l'aménorrhée l'un de ses principaux obstacles. Le trouble des propriétés vitales de l'utérus qui accompagne nécessairement les suppressions menstruelles, rend le plus ordinairement, en effet, cet organe incapable d'imprégnation. Mais peut-être faut-il distinguer ici le fait même de la suppression des modifications physiologiques qu'elle apporte dans l'appareil utérin, en ce que cette dernière circonstance seule nous paraît constituer la cause de la stérilité. On voit, en effet, des femmes qui conçoivent, alors même qu'elles ne font aucune perte mensuelle; ce qui a fait dire avec raison, à quelques auteurs, que la menstruation n'était pas une condition indispensable à la génération. J'ai sous les yeux une dame qui est mère de trois enfans, sans jamais avoir été réglée; elle perd dans le courant de l'année tout au plus deux onces de sang, à deux ou trois époques différentes, sans éprouver aucun trouble dans sa santé; mais on conçoit qu'il n'en serait pas ainsi, si le défaut ou l'irrégularité de la menstruation s'accompagnait d'un trouble habituel dans les propriétés vitales de l'utérus et dans la santé de l'individu. C'est dans ce dernier cas que l'aménorrhée amène presque constamment la stérilité, ce qui prouve encore que la menstruation est plutôt l'effet que la cause de la puberté, et que la femme n'est pas stérile par cela seul qu'elle n'est pas réglée, mais parce que la matrice manque alors du dégré d'action nécessaire à la fécondation.

Il est difficile d'établir des règles générales de traitement contre une maladie qui réclame autant de médications qu'elle reconnaît de causes; la thérapeutique doit surout varier selon que la suppression est subite ou lente, selon la constitution de l'individu et les causes occasionnelles de la maladie. On doit, par conséquent, peu compter sur l'action des médicamens dits emménagogues, à moins d'indications spéciales qu'il est extrêmement rare de rencontrer, et dans ce cas même il est peut-être plus prudent d'avoir recours à de légers excitans antispasmodiques, tels que les eaux distillées aromatiques, jointes à l'éther, à l'acétate d'ammoniaque, etc. Le professeur Royer-Collard a aussi préconisé, comme puissant emménagogue, l'électricité ; mais la prudence devrait encore défendre ce moyen, si l'utérus était devenu un point de congestion sanguine ou d'irritation nerveuse qu'il faudrait préalablement combattre.

6.° *Ménorrhagie.* Les règles immodérées peuvent, comme l'aménorrhée, nuire à la fécondation, en ce qu'elles modifient, d'une manière pour ainsi dire analogue, le système utérin, tout en se manifestant avec des caractères entièrement opposés. Dans le premier cas, en effet, la menstruation cesse, parce que l'utérus est privé du degré de sensibilité nécessaire à appeler sur lui-même les matériaux de cette fonction, ou parce qu'il est devenu accidentellement un foyer d'irritation et de congestion qui suspend son action sécrétoire. Dans la ménorrhagie, cet organe, frappé d'inertie ou doué d'une sorte d'exagération vitale, d'où résulte une exhalation sanguine plus ou moins abondante, semble rentrer encore dans les mêmes conditions physiologiques.

Ai-je besoin de dire que le traitement de la ménorrhagie doit, comme celui de l'affection précédente, être subordonné aux causes aussi nombreuses que variées qui peuvent la produire, et qu'ici, comme dans toute thérapeutique rationnelle, il faut surtout s'attacher à placer l'organe malade sous l'influence de modificateurs capables de lui rendre le type de sensibilité nécessaire à l'exercice de ses fonctions. C'est dans les règles de l'hygiène que le médecin puisera surtout les plus sûrs moyens de régulariser la menstruation. La position horizontale, le repos du corps et de l'esprit ; des alimens peu substantiels, légèrement acides et de facile digestion. Dans l'intervalle des époques mensuelles, un exercice modéré pris à la campagne, une douce excitation des sens, des bains de siége, des lavemens et des injections d'eau fraîche, etc., tels sont les plus puissans moyens de modérer l'écoulement périodique trop abondant.

7.° *Hystérie, nymphomanie, érotomanie*, etc. L'exaltation des propriétés vitales du système utérin, à laquelle on s'est plu à assigner autant de noms qu'elle peut revêtir de formes, nous paraît devoir embrasser ici les diverses affections désignées par les auteurs sous le titre d'hystérie, de nymphomanie, etc. En effet, soit que l'on considère ces diverses anomalies comme causes ou comme effets de la sur-excitation vénérienne qui les accompagne constamment, on ne peut se refuser d'admettre que leurs phénomènes généraux ou locaux dérivent d'une même source, c'est-à-dire, d'une lésion quelconque de l'appareil génital, et qu'il ne faille rapporter à cette dernière circonstance la stérilité dont sont atteintes beaucoup de femmes hystériques ou nymphomanes. Cette vérité trouve des témoignages irrécusables dans l'observation même des faits anatomico-pathologiques qui présentent, dans le plus grand nombre des cas, le principe du désordre. C'est ainsi que Diemerbroek et Morgagni ont trouvé, après la mort des femmes hystériques, quelque altération des organes génitaux. Il suffit d'ailleurs d'admettre l'état continuel du spasme de l'utérus chez les femmes atteintes de cette maladie, pour se rendre compte de la perversion des fonctions génitales. Toutefois il est assez rare que ces diverses circonstances s'opposent à la fécondation, en ce qu'elles sont plutôt le partage de personnes qui vivent dans l'état de célibat ou de viduité. Il arrive quelquefois néanmoins qu'elles se déclarent chez des femmes mariées par suite même de la fréquente répétition des rapports sexuels, *ex frequente coitu*. Dans quelques cas aussi elles ont lieu sous l'influence du clitorisme, ainsi que nous en avons cité un exemple remarquable.

L'opinion que j'ai émise sur la théorie des névroses ou anomalies génitales qui ne diffèrent ici que dans leurs phénomènes généraux et dans les circonstances morales qui les accompagnent, nous dicte nécessairement, à l'égard de chacune d'elles, les mèmes moyens thérapeutiques, modifiés toutefois sur la nature des accidens. Les saignées générales ou locales, les bains pris à une température douce, des aspersions d'eau froide sur les reins, les émulsions de semences froides, l'exercice, les voyages, etc., et tous les moyens capables d'opérer sur les sens quelque distraction, ont souvent favorisé la fécondation de personnes atteintes de ces sortes d'affections, en appaisant des feux trop ardens ou trop vivement excités par des jouissances abusives.

8.° *Anaphrodisie*. Le plaisir, dit l'éloquent auteur des Nouveaux Elémens de Physiologie, entre comme élément dans l'acte par lequel l'espèce humaine se perpétue, et si des femmes ont été fécondées alors même que l'indifférence ou même la haine présidaient à des rapprochemens contraints ou désavoués par le cœur, il est pourtant certain qu'une douce volupté est la circonstance la plus favorable à la conception. Beaucoup de femmes ne sont stériles que parce qu'elles coopèrent froidement et d'une manière pour ainsi dire passive aux devoirs conjugaux; tandis que la femme qui éprouve pour la première fois les doux frémissemens de la volupté, a déja le pressentiment de sa maternité. Si les filles publiques conçoivent rarement, c'est que leurs organes génitaux passent d'une sur-excitation vénérienne à une véritable anaphrodisie. Sans cesse stimulé par de nouveaux actes, l'utérus, comme le disait Astruc, cesse bientôt de sentir à force de sentir, et devient alors incapable d'imprégnation.

Comme il est des saisons qui disposent davantage aux plaisirs de l'amour, de même il est des climats qui exercent une influence très-marquée sur la fécondation: des femmes stériles habitant des climats froids ou tempérés, sont devenues fécondes en passant sous un ciel plus méridional, *et vice versâ*. On a également fait la remarque que des femmes froides et très-grasses conçoivent plus facilement en été et au printemps; tandis que celles qui sont ardentes, d'une complexion sèche et nerveuse, ont besoin d'être, pour ainsidire, tempérées par l'hiver ou par un climat froid (1).

D'autres circonstances hygiéniques peuvent également porter une influence sédative sur l'appareil génital.

Bien que l'abstinence ne puisse être considérée comme une cause directe de stérilité, elle peut cependant jeter tous les systèmes organiques dans une sorte d'inertie, et justifier par fois l'adage : *Sine Cerere et Baccho friget Venus.*

Hippocrate pensait aussi que les eaux dures, froides et crues rendaient beaucoup de femmes stériles (2); mais rien ne confirme de nos jours une telle opinion. Il n'en est pas de même des liqueurs alcoholiques dont l'abus semble être plus ou moins contraire à l'œuvre de la reproduction; Alberti a même prouvé dans une Thèse qui a pour titre : *De Ebrietate fœminarum*, qu'il existe

---

(1) Stein. *de Causis sterilitat.*, page 58.

(2) *De Aere aquis et locis.*

plus de femmes que d'hommes stériles par l'effet des liqueurs spiritueuses.

L'anaphrodisie peut être également le résultat d'un défaut de rapport et d'équilibre entre le physique et le moral, car bien que la femme soit moins que l'homme sous la dépendance des causes mentales, on a pu remarquer que le plus grand nombre de celles qui s'adonnent à l'étude des sciences sont stériles. En parlant de l'anaphrodisie dans l'homme, nous avons déja donné la raison physiologique d'une telle influence par l'inégale répartition des puissansances vitales qui sont alors toutes consacrées à l'exercice des actes de l'esprit, ce qui fait dire à Roussel qu'une personne profondément occupée n'existe que par la tête.

La femme est aussi plus que l'homme affranchie des causes morales sédatives de la puissance génitale; néanmoins l'exemple suivant prouvera que la stérilité peut avoir lieu sous l'influence de cette seule cause : une Dame qui avait eu une première inclination avant son mariage, souffrait uniquement par devoir et sans aucune sensation de plaisir, les approches de son mari; après plusieurs années d'une union stérile, elle se trouve dans un bal où elle est obligée de figurer avec son ancien amant qu'elle croyait avoir oublié ; mais elle éprouve, à sa vue, une si vive émotion, qu'elle est forcée de quitter le bal ; le même trouble agite ses sens toute la nuit, et pour la première fois elle trouve dans les caresses de son mari, et les douceurs de la volupté et les fruits de l'hymen.

D'autres causes physiques et morales que nous avons exposées avec plus de détail à l'occasion de l'anaphrodisie dans l'homme, peuvent également affaiblir ou même éteindre chez la femme la puissance reproductive ; mais il faut toutefois convenir que de tels effets s'observent moins chez un sexe qui, pour couronner l'œuvre de la génération, n'a besoin que de *céder* à l'autre sexe. Du reste, l'anaphrodisie réclame chez la femme les mêmes moyens thérapeutiques que ceux que nous avons indiqués précédemment. (*Voyez* page 53.)

9.° *Corps fibreux, cartilagineux et osseux de l'utérus.* Il peut se développer dans l'intérieur ou dans la texture même de l'utérus, des productions organiques dont la densité varie depuis l'état fibreux jusqu'à l'état osseux, et qui ont paru, dans quelques cas, apporter des obstacles à la fécondation, soit en bouchant l'orifice de l'utérus, soit en changeant le mode de vitalité dont cet organe doit être doué pour l'accomplissement de l'œuvre de la génération : mais l'art ne connaît encore aucun moyen de guérir ni même de reconnaître, dans l'état de vie, ces diverses altérations.

10.° *Végétations polypiformes.* Le développement de telles productions dans l'intérieur de la matrice, peut également devenir une cause de stérilité, soit en s'opposant à la pénétration du fluide séminal dans la cavité utérine, soit en pervertissant l'exercice naturel des propriétés vitales de cet organe. Levret cite, à la vérité, plusieurs exemples de femmes qui ont conçu alors même qu'elles portaient des polypes plus ou moins considérables, mais on remarque qu'il est extrêmement rare qu'une telle circonstance n'amène pas l'avortement; il nous paraît d'ailleurs d'autant plus utile de procéder à la destruction d'une telle maladie, que la dégénération cancéreuse en est le terme le plus fréquent. On a proposé, à cet effet, divers moyens, dont le plus généralement adopté est la ligature pratiquée d'après la méthode de Desault, c'est-à-dire, à l'aide de deux porte-nœuds, destinés à porter dans le vagin ou l'utérus, l'anse de la ligature dont ils sont armés, et d'un serre-nœud qui doit mettre cette anse dans un état de constriction permanente, jusqu'à la chute de la tumeur. (*Voir* le Journal de Chirurgie de Desault, tome IV, p. 268 et suivantes.)

11.° *Squirrhe et Cancer.* L'oblitération presque constante de l'orifice de la matrice, jointe à l'excessive sensibilité qui accompagne ordinairement l'induration squirrheuse de son col, rendent suffisamment raison de la stérilité observée chez la plupart des femmes atteintes de cette maladie. Le cancer ulcéré peut également s'opposer à la conception, par le seul fait de l'oblitération; mais l'altération plus ou moins profonde qui envahit par suite le corps même de l'utérus, doit, en outre, le rendre impropre à élaborer le fluide séminal, et à fournir à l'embryon les matériaux nécessaires à sa nutrition. Quelques faits semblent toutefois prouver que la femme peut concevoir et porter un enfant à terme, malgré la dégénération cancéreuse du squirrhe de la matrice; telle était du moins l'opinion de Levret, et telle est celle de MM. Bayle et Cayol. Ces derniers, pour justifier leur assertion, rapportent l'observation suivante :

Une femme enceinte de huit mois et demi,

se présente à l'hôpital de la Charité, *le premier septembre* 1811, *avec une perte excessive datant du mois de décembre précédent*, c'est-à-dire, de l'époque même de la conception. Il existe dans les intervalles des hémorrhagies, un écoulement ichoreux, fétide, très-abondant : on reconnaît, par le toucher, que le col de l'utérus est entièrement détruit et remplacé par un ulcère à surface inégale, anfractueuse, dans lequel on ne distingue pas même l'orifice utérin. Le 22 septembre, la femme accouche d'un enfant mort, mais à terme et bien constitué. Toutefois les mêmes accidens continuent, les forces s'épuisent, et la malade succombe le 25 février suivant. L'ouverture du cadavre découvre un large ulcère qui a détruit non-seulement le col de l'utérus, mais encore la partie supérieure du vagin qui communique avec l'intérieur de la vessie urinaire, par une ouverture d'environ un pouce de diamètre; toute la surface de l'ulcère est recouverte d'une couche de putrilage extrêmement fétide; en enlevant toute cette matière, on voit à nu l'érosion de la matrice et du vagin qui occupe deux ou trois lignes de profondeur, mais au-delà de laquelle le tissu de la matrice paraît dans son état naturel. Le corps de la matrice n'a que son volume ordinaire, et tous les autres viscères sont dans l'état sain. Sans nier la possibilité de la fécondation chez des femmes atteintes de squirrhe ou cancer du col de l'utérus, nous ne croyons pas devoir conclure avec les observateurs de ce fait, qu'une femme *peut encore concevoir et porter un enfant à terme, malgré l'érosion profonde du col de l'utérus par un ulcère cancéreux;* car ici aucun symptôme de la maladie n'a précédé le moment de la conception; tous les accidens datent de cette dernière époque, et semblent naître ou du moins prendre plus d'intensité par les progrès même de la grossesse. Quoiqu'il en soit, si le cancer n'exclut pas l'aptitude à la génération, il compromet à-la-fois l'existence de la femme et celle de son fruit; l'art doit donc s'empresser de l'attaquer dans son principe, et surtout avant qu'il n'ait atteint le corps de la matrice, parce qu'alors il est incurable.

L'hystérotomie, ou l'extirpation du col, nous paraît être le seul moyen d'arrêter les progrès de cette maladie, et de donner encore quelqu'espoir de maternité. Osiander de Goettingue, et M. Dupuytren, ont pratiqué plusieurs fois cette opération. Le Professeur de Paris se sert à cet effet du *speculum uteri* inventé par M. Récamier, pour porter dans le vagin la pince de Museux avec laquelle il saisit et attire à lui le col de l'utérus dont il fait ensuite l'excision avec des ciseaux courbes sur leur plat. Plusieurs faits consignés dans les Bulletins de la Faculté de Médecine de Paris, déposent en faveur de cette opération qui a rendu à la vie et à la santé plusieurs femmes atteintes de cancers du col de l'utérus. L'observation suivante prouve aussi que la même opération peut faire cesser la stérilité produite par toute autre affection qui aurait nécessité l'emploi de ce moyen. Madame N.... avait joui de la santé la plus parfaite jusqu'à l'âge de quinze ans, époque où se manifesta la première menstruation. Des douleurs violentes dans la région pelvienne, jointes à des phénomènes nerveux plus ou moins intenses, se répétaient à chaque retour des règles, et nécessitaient souvent l'emploi de saignées, de bains et autres moyens calmans. A vingt ans, madame N.... se maria; mais cette circonstance, loin de faire cesser de tels accidens, ne fit que leur donner un nouveau degré d'intensité. Madame N... éprouvait en outre les plus vives douleurs lors des approches conjugales : plusieurs médecins furent appelés, et prescrivirent divers moyens qui n'eurent aucun succès. Le professeur Dupuytren ayant été consulté à cet effet, examina avec soin l'état des parties, et reconnut une déviation de l'extrémité du col utérin qui avait en quelque sorte la forme d'un crochet. Toute sa circonférence était douloureuse, rénitente, et ulcérée dans plusieurs points. Cet habile chirurgien ne vit d'autre moyen de guérison que l'excision, qui fut pratiquée quelques jours après avec le succès le plus complet : l'écoulement menstruel reparut à l'époque ordinaire, et quatre mois après, madame N..., qui n'avait encore donné aucune marque de fécondité, devint enceinte.

12.° *Vices de position de la Matrice.*

La stérilité a souvent pour cause certains déplacemens de l'utérus, parmi lesquels il faut sur-tout noter sa descente, son renversement, son antéversion, sa rétroversion, sa hernie.

1.° *Descente.* Avant de se précipiter hors les parties sexuelles, la matrice peut subir plusieurs autres degrés d'abaissement qui ont été désignés collectivement sous le nom de procidence incomplète : cette circonstance a paru dans beaucoup de cas s'opposer à la fécondation, soit en changeant les rapports naturels des parties sexuelles lors des approches conjugales, soit en rendant celles-ci plus ou moins douloureuses par une sorte de collision que le pénis exerce alors sur le col utérin.

En traitant des vices de dimension du pénis, j'ai déja eu occasion de parler des moyens mécaniques propres à rendre le coït moins douloureux pour la femme, et je me bornerai ici à rapporter une observation qui me paraît bien propre à confirmer l'efficacité d'un tel procédé. Madame de Saint...., âgée de 25 ans, était mariée depuis sept ans sans avoir d'enfans : les deux époux jouissaient en apparence de tous les attributs de leur sexe, et désiraient également obtenir des fruits de leur union, lorsque madame S...* vint se faire soigner dans ma maison de Santé, pour une maladie de peau qu'elle portait depuis plusieurs mois. Sur le rapport qu'elle me fit des vives souffrances qu'elle éprouvait lors des approches conjugales, je touchai le col de l'utérus que je trouvai plus bas que de coutume, dirigé à gauche et en arrière, et légèrement recourbé sur lui-même : j'appris en même temps du mari qu'il était doué d'un excès de virilité physique qui rendait sur-tout le moment de la copulation douloureux. Pour remédier à ce double inconvénient, je prescrivis pendant quelques jours à madame S... , l'usage des demi-bains et des injections mucilagineuses ; j'appliquai ensuite un demi-spéculum dans le but de ramener le col de l'utérus dans sa position naturelle, en même temps que je donnai le conseil de placer sur la vulve, pendant l'exercice du coït, un bourrelet en gomme élastique, perforé dans son centre pour recevoir le pénis et en diminuer la longueur. A l'aide de tels moyens, madame S... devint mère au bout de neuf mois.

Dans la procidence complète, la matrice a franchi graduellement tout le conduit du vagin, et se manifeste plus ou moins entre les grandes lèvres, au point d'en imposer quelquefois pour un *hermaphrodisme.* Cet accident impliquerait nécessairement l'impuissance, et, par conséquent, la stérilité, si l'art ne parvenait à réduire et à fixer le col de l'utérus par les moyens mécaniques connus (pessaires); mais il n'est pas rare de voir, dans ce dernier cas, la femme concevoir et porter à terme le fruit de la conception. J'ai même vu une dame qui, étant devenue enceinte après la réduction d'une procidence complète de l'utérus, n'a conservé après son accouchement qu'un très-faible déplacement du col utérin qui aujourd'hui descend à peine au niveau du détroit inférieur.

2.° *Renversement de l'utérus.* Bien que l'inversion de la matrice soit le plus ordinairement la suite immédiate de l'accouchement, il est des cas où elle se manifeste par le seul effet de la débilitation ou de causes dont l'action tend à distendre l'utérus, telles que les hydropisies, les hémorrhagies utérines, etc. : quel que soit le degré de saillie de la tumeur qui se manifeste alors, la stérilité en est la compagne inséparable.

Il n'est pas difficile de réduire la matrice qui a souffert ce genre de déplacement, mais on rencontre quelquefois beaucoup de difficultés de prévenir sa récidive, sur-tout si l'affection est ancienne.

Lorsque l'on a rempli la première intention suivant les différentes règles indiquées pour le taxis, on doit appliquer un pessaire, prescrire un repos absolu, et dans une position horizontale long-temps continuée; faire usage d'injections et de douches ascendantes d'eaux minérales sulfureuses ou ferrugineuses (1). On voit beaucoup de femmes concevoir après la réduction de renversemens plus ou moins complets de l'utérus, mais il est sur-tout important d'éviter les suites d'une nouvelle inversion lors de l'accouchement.

3.° *Antéversion, rétroversion et obliquités de l'utérus*. Les déviations du col de la matrice qui proviennent d'un déplacement quelconque du corps de cet organe, sont rarement des causes de stérilité, en ce qu'elles sont presque toujours le produit de la gestation. S'il arrivait néanmoins qu'un degré d'inclinaison quelconque eût lieu dans le col de la matrice, et que cette circonstance parût nuire à la fécondation, ce serait encore le cas d'avoir recours à l'emploi du spéculum dont j'ai déja constaté l'efficacité par plusieurs observations rapportées précédemment, et que confirme sur-tout le fait suivant :

Madame..., âgée de 39 ans, avait passé près de vingt ans dans une union stérile qu'elle

---

(1) *Voir* sur cette importante matière et sur tout ce qui est relatif aux maladies de l'utérus, l'excellente Monographie de M. le docteur Nauche; un vol. *in*-8.°; 1815.

avait contractée contre son goût et par la volonté de ses parens. En 1809, le prince Kourakin, avec lequel elle était *intimement* liée, et qui m'honorait depuis long-temps de son estime particulière, voulut bien m'envoyer auprès d'elle pour la traiter d'une ascite qui disparut en peu de temps. Madame... me manifesta, à cette occasion, les plus vifs désirs d'avoir des enfans; elle avait déja consulté à cet effet les professeurs Hallé et Dubois, qui lui avaient conseillé de prendre les eaux du Mont-d'Or, qui n'eurent aucun succès. A son retour, elle vint de nouveau me consulter, et se soumit au toucher; dans cette exploration, j'eus beaucoup de peine à reconnaître le col de l'utérus, dont l'extrémité se trouvait placée derrière le pubis. Cette dernière circonstance, qui me parut être la cause de la stérilité de madame de...., s'accompagnait toutefois d'une sorte de frigidité génitale que je crus devoir combattre par les moyens convenables, et notamment par le sirop anti-anaphrodisiaque; pour assurer l'efficacité de tels moyens, je fis même pratiquer aux lombes deux sétons qui déterminèrent une éruption érysipélateuse qui s'étendit à toute cette région. Après avoir attendu pendant quelque temps l'effet de ces différens moyens, je fis placer un demi-spéculum pour maintenir le col utérin dans sa position naturelle. Ce fut à l'aide de cet appareil que l'œuvre de la génération eut lieu, et que les vœux de madame de.... furent accomplis.

Lorsque la laxité des ligamens et autres moyens de fixation de l'utérus rendent le museau de tanche d'une telle mobilité, que le demi-spéculum ne puisse le maintenir dans une situation convenable, je conseille l'emploi d'un métrastère ou fixateur utérin. (*Voir* la planche 2).

Madame R...., d'origine créole, d'un tempérament assez délicat, épousa à l'âge de 18 ans, un officier français qu'elle aimait avec passion ; pendant près de quinze ans qu'ils habitèrent ensemble la Martinique, leur union fut stérile : désespérés de ne point avoir d'enfans, ils firent le voyage de Paris au commencement de 1820, pour essayer l'influence du climat de la France, et s'éclairer en même temps des conseils de l'art. A leur arrivée à Paris, ils consultèrent le professeur Dubois, qui trouva le col de la matrice situé en devant formant dans le vagin une saillie beaucoup plus considérable que de coutume ; la menstruation était irrégulière et peu abondante. Portant d'abord son attention sur la santé générale de madame R., le professeur Dubois lui prescrivit un traitement tonique dont elle obtint les effets les plus heureux. Ne pouvant suivre assiduement la malade, il voulut bien me la confier : après avoir continué pendant quelque temps les mêmes moyens, je leur associai l'usage du sirop anti-anaphrodisiaque, et celui des frictions avec la pommade asérasique, qui déterminèrent sur les organes génitaux une excitation que madame R... n'avait pas encore ressentie. Pour corriger la disposition défectueuse du col utérin, j'appliquai le métrastère. Cette opération fut faite immédiatement après l'écoulement menstruel, et répétée trois fois dans les premiers jours qui suivirent cette époque (1). Quelque temps, après les signes

(1) *N. B.* Pour appliquer cet instrument, il faut que la femme dont on a préalablement favorisé la dilatation du vagin par des injections huileuses et des demi-bains émolliens, soit placée sur le bord du lit, les genoux relevés et écartés l'un de l'autre; on introduit ensuite dans le vagin l'une des extrémités de l'instrument, avec une main, tandis que l'autre assujettit le col utérin et le dirige dans la partie du

de grossesse se manifestèrent, et madame R... accoucha heureusement d'un enfant à terme et bien portant. Nous avons eu trois autres exemples de Dames qui avaient été stériles par des vices de situation de l'utérus, et qui sont devenues mères par le même procédé.

Article II. — De la Stérilité dépendante de causes générales inhérentes à la constitution de la femme.

Pour nous conformer au plan que nous avons adopté dans l'exposition des causes de la stérilité de l'homme, nous rapporterons également à deux chefs principaux, c'est-à-dire, à des dispositions physiologiques et pathologiques, toutes les circonstances qui peuvent donner lieu au genre de stérilité dont il s'agit.

---

conduit chargée de le recevoir et de le fixer. On le maintient ensuite avec des rubans fixés autour du bassin, ou la femme elle-même le maintient avec la main appliquée sur le manche courbe qui s'y trouve adapté.

§. I.er *Dispositions physiologiques.*

1.° *Ages.* Le temps pendant lequel la femme jouit de la faculté reproductive, est naturellement marqué par une fonction qui en fixe, d'une manière pour ainsi dire absolue, la durée; mais avant que les organes générateurs soient arrivés au terme de la menstruation, ils sont souvent frappés de nullité par l'effet des progrès de l'âge : on voit, en effet, beaucoup de femmes présenter, en apparence, toutes les conditions physiologiques qu'exige la conception, sans pouvoir payer leur tribut à la maternité, comme si l'appareil utérin perdait alors le degré de vitalité qui doit le rendre apte à la fécondation. Cette sorte de stérilité semble sur-tout atteindre la femme qui n'entre dans l'état du mariage qu'à un certain âge, et lorsque le défaut absolu d'exercice a affaibli la vie reproductive au point d'annihiler les fonctions qui lui sont départies : c'est ainsi, par exemple, que la femme qui entre à quarante ans dans l'état de mariage, conçoit plus difficilement que celle qui se marie à vingt ans, bien que l'une et l'autre jouissent des mêmes attributs sexuels.

La stérilité qui dépend d'une union tardive

a souvent été combattue avec succès par les excitans du système utérin, notamment par les douches sulfureuses pratiquées sur les lombes, les vésicatoires volans, les linimens aphrodisiaques, etc., mais il convient sur-tout d'attendre pour l'emploi de tels moyens, comme pour l'exercice du coït, les premiers jours qui suivent la menstruation, parce qu'alors l'utérus jouit déjà d'un certain degré d'excitation, et que son orifice entr'ouvert permet davantage l'admission de la semence.

2.° *Tempérament.* L'uniformité de tempérament et de constitution qui forme l'un des principaux caractères d'organisation de la femme, semble la rendre tributaire des mêmes lois. Le tempérament lymphatico-sanguin dont elle est naturellement douée, paraît aussi le plus favorable à la conception ; aussi remarque-t-on que les femmes qui s'en éloignent le plus, sont aussi celles qui fournissent le plus d'exemples de stérilité.

Les femmes qui ont un tempérament vif, ardent, une constitution sèche, avec des formes, pour ainsi dire, masculines, et qui méritent l'épithète de *mascula*, qu'Horace donne à Sapho, sont sur-tout dans ce dernier cas. On sait aussi que les femmes d'une constitution faible, à fibres molles et lâches, et d'un excessif embonpoint, sont pour la plupart stériles. Hippocrate pensait que l'utérus est alors *refroidi* par la graisse qui l'environne, et que ses orifices sont oblitérés de manière à ne plus permettre la pénétration du fluide séminal. Mais nous croyons avoir donné une plus juste explication de la stérilité produite par une telle cause, en l'attribuant à une débilitation du systême utérin due à un surcroît de nutrition du reste de l'individu.

Envisagés uniquement sous le rapport de la sensibilité génitale, les tempéramens peuvent être une cause fréquente de stérilité. C'est ainsi qu'un tempérament érotique, ardent, plus justement nommé utérin par le savant Hallé, paraît être moins favorable à la fécondation qu'un tempérament peu sensible aux jouissances de l'amour. Si la fécondation exige de l'homme de la vivacité dans les désirs et de l'ardeur dans l'acte, elle ne demande à la femme qu'une douce complaisance et des affections tendres avec des sens calmes sans froideur, et un cœur satisfait sans émotion. Voyez, par exemple, ces femmes stériles, tantôt vives, sèches, ardentes et irritables, tantôt, au contraire, indoléntes, froides et inaccessibles à l'amour : elles sont pour la plupart dans des conditions physiologiques tout-à-fait opposées, tandis qu'il est d'observation que les femmes qui se trouvent placées entre ces deux extrêmes, c'est-à-dire, qui sont d'une constitution à-la-fois sanguine et lymphatique, d'un embonpoint médiocre, d'une sensibilité douce et affectueuse, de passions plutôt aimables que violentes, sont les plus aptes à la fécondation et les meilleures mères.

Modifier la sensibilité génitale, soit en modérant l'excès d'orgasme vénérien, soit en appelant les fluides vers l'appareil utérin lorsqu'il y a une inégale répartition de la vie sur l'ensemble de l'économie, telles sont les principales bases de traitement que réclame la stérilité due aux causes que nous venons d'exposer ; traitement dont les développemens ont déjà été indiqués précédemment, et qu'il suffit de modifier ici d'après la sensibilité particulière du sujet (*voyez* page 55), en observant fidèlement cet adage des anciens, qui est ici d'une si juste application : *Contraria contrariis curantur.*

§. II. *Dispositions pathologiques.*

En parlant de la stérilité de l'homme, nous

avons vu que diverses circonstances pathologiques peuvent frapper de nullité ses organes générateurs ; mais il n'en est pas de même à l'égard de la femme, chez laquelle la reproduction s'est soustraite davantage aux influences morbides; chaque jour, en effet, l'on voit des femmes donner des marques de fécondité, alors même qu'elles sont atteintes de phthysie, de maladies scrophuleuses, vénériennes, scorbutiques, ou autres affections qui compromettent à-la-fois leur propre existence et celle du fruit de la conception. Tous les efforts du médecin doivent donc tendre uniquement vers ce dernier objet; ce n'est même qu'après avoir combattu avec succès de telles affections, qu'il est permis de conseiller le mariage, et d'en espérer des fruits sains et bien portans.

CHAPITRE III.

DE LA PHARMACOLOGIE APPLIQUÉE SPÉCIALEMENT A L'APPAREIL GÉNITAL DANS LE BUT DE MODIFIER LES PROPRIÉTÉS VITALES QUI PRÉSIDENT A SES FONCTIONS.

La génération ne suppose pas seulement l'intégrité physique des organes qui en sont specialement chargés, elle exige en outre certaines conditions physiologiques qu'il n'est pas toujours au pouvoir de l'art d'apprécier. On peut toutefois réduire à ces trois états, augmentation, diminution et abolition, les diverses altérations des propriétés vitales qui président à cette fonction. Si l'hygiène peut, dans l'un et l'autre cas, fournir au médecin de puissans moyens thérapeutiques, il faut pourtant convenir de son insuffisance dans un très-grand nombre de cas où l'on est obligé d'avoir recours aux diverses substances qui sont du domaine de la matière médicale. Toutes les substances que l'art emploie pour régler le type de sensibilité des organes génitaux, se partagent naturellement en deux classes ; la première qui est généralement désignée sous le titre de *Tempéramens*, se compose sur-tout de substances *dites* rafraîchissantes, émollientes, gommeuses, émulsives, opiacées, etc. Comme la plupart d'entre elles sont connues dans leurs caractères physiques comme dans leurs propriétés médicinales, nous n'avons pas cru devoir en faire un examen particulier ; mais il n'en est pas de même de celles qui composent la seconde classe, ordinairement connue sous le titre *d'aphrodisiaques*, et qui nous ont paru mériter une description particulière.

§. I.er *Des Substances que l'art emploie pour diriger les fluides et maintenir les propriétés vitales sur les organes de la génération dans les deux sexes* (1).

1.° Règne végétal.

(Tiges, feuilles et fleurs.)

1.° La SARRIETTE, *satureia hortensis*, de la famille naturelle des labiées, corolle à cinq

(1) *N. B.* Sans chercher à grossir le catalogue des médicamens indiqués dans l'édition précédente, j'ai

lobes presqu'égaux, étamines écartées, tige haute de deux décimètres, souvent plus, un peu rougeâtre, très-branchue; feuilles lancéolées, linéaires, légèrement ponctuées; fleurs petites, rougeâtres, axillaires, géminées sur chaque pédoncule; plante qui croît naturellement dans les lieux arides des provinces méridionales, que l'on cultive dans nos jardins. Elle est annuelle.

Propriétés. La sarriette a été classée avec fondement parmi les médicamens excitans; j'emploie toute la plante en infusion dans un excipient convenable, et en poudre à des doses variables.

2.° La CATAIRE, *nepeta cataria*, de la famille

---

cependant cru devoir ajouter ici quelques autres substances dont j'ai eu occasion de constater l'efficacité. De même il m'a paru convenable d'indiquer quelques nouvelles préparations qui pussent suppléer celles que diverses circonstances individuelles pourraient défendre. Avant d'entrer dans les détails qui appartiennent à l'histoire naturelle et médicale de ces mêmes substances, je crois devoir rendre hommage à l'intelligence et à l'exactitude du pharmacien à qui j'ai confié l'exécution de mes préparations. (M. Victor Regnaud, rue Royale S.t-Antoine, N.° 4, ancien pharmacien en chef de l'hospice de la Maternité.)

naturelle des labiées ; calice cylindrique à cinq dents ; corolle à tube long, à gorge évasée, dont le limbe est à deux lèvres, la supérieure échancrée, l'inférieure à trois lobes, dont deux latéraux, petits et renversés, et celui du milieu grand et concave ; tige haute de six à dix décimètres, quadrangulaire, branchue ; feuilles pétiolées, en cœur, dentées en scie, vertes en dessus, blanchâtres en dessous ; fleurs verticillées en épis terminaux ; couleur le plus souvent purpurine, quelquefois blanche ; on la trouve sur les bords des chemins dans les lieux humides. Elle est vivace.

Propriétés. Cette plante est pourvue d'une odeur forte qui la fait rechercher de quelques animaux, et particulièrement des chats, en qui elle paraît développer un très-grand appétit vénérien, ce qui la fait nommer aussi *herbe aux chats.* J'emploie toute la plante, mais principalement les sommités.

3.° Les MENTHES, *menthæ*, de la famille naturelle des labiées, présentent les caractères suivans : corolle un peu plus longue que le calice, à quatre lobes presqu'égaux, celui du milieu étant un peu plus large et souvent échancré ; étamines écartées. On distingue deux principales variétés de menthe, savoir :

1.° La menthe crépue, *mentha crispa*, dont les fleurs sont en épis alongés, continus et terminaux, les feuilles dentées en scie et cotonneuses, sur-tout en dessous; moins blanchâtres et plus crépues que celles de la menthe sauvage, ses bractées sont plus larges et presque lancéolées. La menthe crépue se distingue aussi de la *mentha rotundifolia*, en ce que dans cette dernière les étamines sont saillantes hors de la corolle; tandis que dans celles dont il s'agit, elles s'y trouvent renfermées. Cette plante se rencontre dans les décombres un peu humides et près des murs. Elle est vivace.

Propriétés. La menthe crépue est douée d'une odeur et d'une saveur très-prononcées, qui l'ont fait mettre, avec fondement, au nombre des remèdes excitans. J'emploie toute la plante.

2.° La menthe poivrée, *mentha piperata*, diffère de la précédente par les caractères suivans: ses pédicules sont toujours glabres, sa tige est haute de trois à six décimètres, droite, carrée, glabre et branchue; ses feuilles sont lancéolées, arrondies à leur base, pétiolées, un peu étroites, glabres, pointues, à dentelures un peu éloignées; fleurs petites et rougeâtres; étamines plus courtes que la corolle, en épis très-grêles et pointus ; calice strié et glanduleux. Elle est originaire d'Angleterre ; mais on la cultive dans les jardins pour l'usage de la médecine.

Propriétés. Elle a la plus grande analogie avec la précédente, mais son action est beaucoup plus énergique ; sa saveur et son odeur plus prononcées.

4.° L'ASPERGE, *asparagus officinalis*, de la famille naturelle des asparagées ; fleurs à périgone simple, pédonculées, d'un vert jaunâtre, disposées à l'origine des rameaux ; le plus souvent dioïques et portées sur un pédicule articulé dans son milieu ; la tige est droite, cylindrique, verte et rameuse, paniculée dans sa partie supérieure ; elle s'élève quelquefois à la hauteur d'un mètre ; ses feuilles sont linéaires, molles, et disposées de deux à cinq par faisceaux, à la base desquels on trouve une stipule membraneuse, extrêmement petite ; la racine offre un axe cylindrique d'où partent des fibres radicales, rayonnantes. Elle est vivace. On la cultive dans tous les jardins où elle se multiplie facilement par la division des racines.

Propriétés. La racine de cette plante est depuis fort long-temps classée avec les médicamens diurétiques ; plusieurs pharmacologistes l'ont aussi rangée parmi les substances qui augmentent la sécrétion de la semence (spermatopées). Les jeunes tiges et toutes les parties vertes de la plante jouissent éminemment de cette propriété; dans quelques cas, j'ai obtenu de son emploi de très-bons effets.

6.° La CINÉRAIRE SIBÉRIENNE, *cineraria siberica*, de la famille naturelle des composés, de l'ordre des corymbifères ; fleurs radiées, dont les fleurons tubuleux sont hermaphrodites, les demi-fleurons femelles et fertiles ; les aigrettes sont simples et sessiles; l'involucre est composé de plusieurs pétioles également disposés sur un seul rang ; les fleurs sont terminales et disposées en grappes, ou garnies de bractées; les graines sont couronnées par une aigrette rousse; sa tige est haute d'un mètre, simple, striée, très-glabre et un peu purpurine à sa base; feuilles pétiolées entièrement glabres ; les feuilles radicales sont arrondies, échancrées en cœur à leur base et obtuses ; les caulinaires ont un pétiole dilaté à la base, en forme de gaîne; elles sont pointues, dentées et un peu écartées. Cette plante est vivace. Elle croît dans les marais près des montagnes; elle fleurit au commencement de l'été. On la trouve dans les Pyrénées-orientales, etc.

Propriétés. Cette plante jouit d'une très-grande vertu, comme spermatopée; j'emploie toute la plante excepté la racine.

7.° La ROQUETTE, *brassica eruca*, de la famille naturelle des crucifères, de l'ordre des siliqueuses; fleurs à quatre pétales en croix, d'un jaune citrin pâle, marquées de veines violettes ou noirâtres; calice fermé et bosselé à la base; le disque de l'ovaire est chargé de quatre glandes; le stygmate est mousse; les siliques sont droites, appliquées le long de la tige, glabres, longues de deux centimètres, y compris la corne qui les termine, et qui fait presque la moitié de leur longueur; la tige s'élève à la hauteur de cinq décimètres; elle est velue et rameuse; ses feuilles sont longues, pétiolées, ailées, ou en lyre, avec un lobe terminal grand et obtus; elles sont tendres, vertes, lisses, et presque glabres. Cette plante est annuelle. Elle croît dans les champs et les lieux incultes de nos provinces méridionales; on la cultive dans les jardins potagers.

Propriétés. La roquette est un puissant aphrodisiaque que les anciens consacraient à

Vénus, ainsi qu'on le voit par ce vers de Martial :

Excitat ad venerem tardos eruca maritos.

J'ai obtenu des effets très-marqués de l'emploi de cette plante dont je recommande les feuilles à l'époque de la floraison.

8.° L'ERYNGIUM OU PANICANT DES CHAMPS, *eryngium campestre*, de la famille naturelle des ombellifères ; fleurs disposées en ombelles dont les pétales sont oblongs, recourbés sur eux-mêmes ; les ombelles sont terminales, petites et très-nombreuses ; le calice est à cinq parties, persistant; le fruit est ovale, oblong, couronné par les dents du calice; les folioles de l'involucre sont étroites, roides et épineuses : la tige s'élève à la hauteur de trois décimètres; elle est droite, cylindrique, striée, blanchâtre, garnie dans sa partie supérieure de rameaux très-ouverts; ses feuilles sont dures, vertes, nerveuses, épineuses, ailées et à folioles décurrentes, demi-pennées vers leur sommet. Cette plante est remarquable en ce qu'elle a le port d'un chardon, bien qu'ayant tous les caractères des ombellifères. Elle est vivace, on la rencontre sur le bord des chemins et dans les lieux incultes.

Propriétés. Nous n'employons de cette plante que la racine que l'on a classée parmi les diurétiques, les emménagogues et les aphrodisiaques ;elle est pivotante et présente le plus ordinairement à sa partie supérieure un amas de poils, en forme de pinceau, formé par les débris des feuilles de l'année qui a précédé sa récolte ; elles sont remarquables surtout au printemps, avant que la plante n'ait fourni de nouvelles feuilles; ce sont ces fibres qui lui ont valu le nom d'Eryngium, ou Barbe-de-Chèvre.

9.° La BENOITE, *geum urbanum*, de la famille naturelle des rosacées; corolle à cinq pétales, de couleur jaune, fleurs pédonculées, terminales, ordinairement droites et petites; pétales très-ouverts; calice à dix découpures, dont cinq alternes plus petites; le réceptacle des graines est oblong et velu; les graines se terminent par des barbes longues; elles sont rouges et presque entièrement glabres; sa tige est haute de cinq décimètres, droite, feuillée, légèrement velue et rameuse dans sa partie supérieure; ses feuilles radicales sont ailées à pinnales peu nombreuses, dont la terminale est très-grande et dentée; les caulinaires sont à trois folioles, simples et à trois lobes; sa racine est longue, de la grosseur d'une forte plume, tronquée près du collet et arrondie ; elle est entourée d'un grand nombre de radicules d'une couleur rougeâtre, d'une saveur astringente et d'une odeur qui se rapproche de celle du girofle. Cette plante est vivace, elle croît dans les bois, les lieux couverts et les haies.

Propriété. Je n'emploie de cette plante que la racine, qui a une saveur amère et austère qu'elle communique à l'eau bouillante, au vin et à l'alkool; la plupart des médecins naturalistes l'ont rangée parmi les toniques; mais elle semble surtout agir comme aphrodisiaque, en favorisant l'accumulation du sang vers les organes génitaux.

10.° L'ACTÉE LONGUE OU A GRAPPES, *actœa racemosa*, de la famille naturelle des renonculacées; corolle à quatre pétales; calice à quatre follioles caduques; fleurs disposées en grappes; ovaire unique, sans stipule, muni d'un stygmate en tête, auquel succède une baie uni-loculaire, contenant plusieurs semences semi-orbiculaires, attachés à un seul placenta latéral. Cette plante est vivace, elle croît naturellement dans l'Amérique septentrionale; on la trouve dans la Virginie, le Canada, etc.

Propriétés. Je n'emploie de cette plante que la racine, sèche et à très-petite dose; elle a une saveur âcre et une odeur fétide : employée avec circonspection, c'est un très-puissant aphrodisiaque.

11.° Le SALEP est une racine qui nous vient de la Turquie et de la Perse, et qui est fournie par plusieurs espèces d'orchis, tels que *l'orchys mascula* et *l'orchys morio*, de la famille naturelle des orchidées, dont les caractères sont les suivans : pérygone coupé en forme de gueule à six divisions profondes; la division supérieure est veloutée de manière à présenter, avec les quatre autres supérieures, une espèce de casque; l'inférieure est abaissée et large; elle se prolonge, à la base, en éperon, le stygmate est convexe et placé en avant du style; l'anthère est à deux loges, placées à son sommet; le pollen forme deux masses oblongues; le fruit est une capsule uni-loculaire à trois valves qui s'ouvrent par trois fentes longitudinales et renferment une grande quantité de semences. Dans les orchis qui nous fournissent le salep, les bulbes sont indivis; la lèvre du nectaire est quadrilobée; l'éperon est obtus, les pétales dorsaux réfléchis; les fleurs sont purpurines, disposées en épis. Ces plantes sont vivaces.

Le salep, tel qu'il nous vient de la Turquie et de la Perse, est en petites bulles ovoïdes, réunies, au moyen d'un fil qui les traverse en forme de chapelet ; elles sont d'un gris jaunâtre, demi-transparentes, d'une cassure qui présente l'aspect de la corne; le salep à une odeur faible qui tient de celle du mélilot; sa saveur est mucilagineuse et un peu salée; il est formé d'une très-grande quantité de matière amylacée; il se réduit très-difficilement en poudre; c'est sous ce dernier état que l'on en fait usage le plus ordinairement.

Propriétés. Le salep donne une poudre qui est d'un blanc jaunâtre, et qui s'unit à l'eau avec facilité; ses molécules se gonflent dans ce liquide qui acquiert promptement une consistance gélatiniforme.

On doit ranger le salep parmi les remèdes analeptiques et aphrodisiaques ; incorporé dans un grand nombre de préparations, c'est un excellent remède dont j'ai obtenu les plus heureux effets, principalement dans les cas d'épuisement et de marasme.

12.° La RACINE DE JEAN-DE-LOPEZ, *radix lopeziana.* On ne connaît pas le végétal qui fournit cette racine, dont le nom appartient à un voyageur Portugais qui, le premier, l'apporta en Europe; l'arbre auquel elle appartient croît dans les Indes Orientales. Cette racine, dont la grosseur varie beaucoup, est sous la forme de batons, dont la longueur est quelquefois de huit pouces et le diamètre de deux pouces; dans quelques cas, c'est un tronc ligneux dont le diamètre est de cinq à six pouces; le bois en est d'un bleu jaunâtre, plus léger que l'eau et susceptible d'être poli. Cette racine a une saveur amère; elle est inodore; son écorce est brune, compacte, amère et recouverte d'un épiderme jaune, spongieux, comme velouté. Cette racine est rare et fort chère; c'est un très-bon aphrodisiaque que je fais entrer dans plusieurs de mes formules; je la donne quelquefois en substance réduite en poudre, d'autre fois en infusion ou en décoction.

13.° Le RHODIOLA, OU BOIS DE RHODES, *convolvulus scoparius*. Cette substance que plusieurs auteurs regardent comme une racine, parce qu'en effet elle en présente tous les caractères extérieurs, a été également désignée sous le nom de Bois-de-Roses, à cause de son odeur; le nom de Rhodes lui vient de ce qu'on le tirait autrefois de l'île de Rhodes, mais depuis long-temps elle vient des îles Canaries, où elle est fournie par un liseron arborescent de la famille naturelle des convolvulacées; elle est en morceaux ronceux, courbés, de la grosseur d'un à deux pouces, blanchâtres, d'un jaune rougeâtre à l'intérieur; elle a une odeur de rose qui se manifeste surtout lorsqu'on la râpe. Sa saveur est légèrement amère; elle s'enflamme quelquefois à l'approche d'une bougie allumée; on doit choisir la plus pesante et la plus foncée en couleur; on obtient de ce bois, par la distillation, une huile volatile, d'une odeur très-forte, qui a quelque analogie avec celle de la rose.

Propriétés. Cette substance, que l'on a rangée dans la classe des médicamens toniques et excitans, est un assez bon aphrodisiaque; je fais souvent usage de sa teinture alkoolique, de son huile essentielle; je l'emploie aussi en infusion aqueuse, vineuse, etc., etc.

14.° Le GINSENG DU JAPON, *sium ninzi, panax quinque folium.* L'histoire naturelle de la racine de ginseng est encore un sujet de controverse pour plusieurs naturalistes : quelques-uns attribuent le ginseng du Japon au *sium ninzi*, de la famille des ombellifères, d'autres pensent qu'elle appartient au *panax quinque folium*, de la famille des aralies, très-voisine de la précédente. Comme il n'est pas de mon objet d'entrer dans une telle discussion, je me contenterai d'indiquer ici les caractères qui distinguent cette racine ; sa longueur est d'environ deux pouces ; sa grosseur est le plus ordinairement celle du petit doigt : elle est un peu raboteuse, brillante et demi-transparente, souvent partagée en deux branches, quelquefois divisées en un très-grand nombre de rameaux ; elle est fibreuse vers sa base, roussâtre en dehors, jaunâtre en dedans, d'une saveur légèrement âcre, un peu amère et aromatique, d'une odeur particulière qui n'est pas désagréable ; le collet de la racine est formé de nœuds tortueux où sont imprimés obliquement, et dans un ordre alternatif, les vestiges de la tige unique que la plante produit chaque année. Cette racine nous vient de la Chine et du Japon où elle se vend fort cher, ce qui fait qu'elle est assez rare en Europe, sur-tout dans le commerce.

Propriétés. Sans admettre les merveilles racontées sur cette plante par les Chinois qui la décorent des titres pompeux de recette d'immortalité, d'esprit pur de terre, etc., il est certain qu'elle jouit, à un très-haut degré, de propriétés aphrodisiaques; nous l'avons sur-tout employée avec succès, soit en teinture, soit en infusion aqueuse et vineuse, dans les cas d'atonie musculaire, d'épuisement et de marasme. Aussi entre-t-elle comme principe essentiel dans les préparations qui ont pour objet de réveiller les organes génitaux flétris par des jouissances abusives ou prématurées.

15.° Les TRUFFES, *tuber cibarium* (Bull.), *lycoperdon tuber* (Lin.), de la famille naturelle des champignons, sont des fongosités charnues, arrondies, souterraines, qui offrent, dans l'intérieur, des veines dirigées en différens sens. Elles sont presque entièrement dépourvues de racines ; elles diffèrent des *lycoperdon* (vesse-loups) dans lesquels Linné les avait classées, en ce que leur intérieur ne se remplit pas de poussière.

Le *tuber cibarium* est de couleur noire ou grise, dépourvu de toute espèce de racines ; sa surface extérieure présente des petites éminences presque prismatiques et comme verruqueuses ; son parenchyme est ferme et ne change pas de forme par la dessication : on en distingue trois variétés, la truffe noire, la grise et la violette. La première est noire en dehors et noirâtre à l'intérieur, où elle est parsemée de lignes roussâtres disposées en réseau; la deuxième, qui est d'abord blanchâtre, devient ensuite d'un brun cendré; la troisième est ordinairement d'un noir violet. La truffe se plaît dans les terrains légers et graveleux, principalement dans les forêts plantées de chênes et de châtaigniers; elle est recouverte d'environ deux centimètres de terre; son odeur est si pénétrante, que les chiens et les porcs la sentent de très-loin; c'est même avec ces animaux que les paysans reconnaissent les truffières qui d'ailleurs sont ordinairement indiquées par un terrain fendillé à sa surface.

Propriétés. Les truffes sont pourvues d'une odeur et d'une saveur assez agréables pour être recherchées des gourmets; prises comme alimens, elles ne tardent pas à exprimer leurs effets excitans sur l'appareil génital. Employées sous forme médicamenteuse, c'est un puissant aphrodisiaque qui paraît sur-tout convenir aux personnes douées d'un tempérament lymphatique.

16.° Les ALLIACÉES, *alliaceæ*, de la famille naturelle des liliacées : fleurs terminales, ombellées, sortant d'un spathe à deux valves;

pérygone ouvert à six divisions profondes; stygmate simple; fruit capsulaire à trois valves, trois angles et trois loges si profondément divisées, que le fruit semble quelquefois partagé en six loges; les valves en se séparant laissent l'axe du fruit isolé au centre, et surmonté par le style persistant.

Propriétés. Les alliacées jouissent avec raison de la réputation d'être d'excellens aphrodisiaques. *L'allium sativum* semble sur-tout être éminemment doué de cette propriété; son odeur, qui pénètre tous les tissus et les humeurs des diverses sécrétions chez les personnes qui en font usage, paraît sur-tout porter une très-forte excitation sur les organes génitaux des deux sexes, propriété que Martial a exprimée dans le distique suivant:

Qui præstare virum Cypriæ certamine nescit,
Manducet bulbos, et benè fortis erit.

17.° Le PETIT CARDAMOME, *amomum cardamomum.*

18.° Le GRAND CARDAMOME, *amomum grana paradisi.* Les deux plantes qui fournissent ces fruits, appartiennent à la famille naturelle des balisiers. La première se rencontre dans les Indes orientales, sur la côte de Malabar, dans l'île de Java; la seconde croît en Afrique : le fruit que fournit cette dernière est aussi connu sous le nom de maniguette, ou graine de paradis. Le fruit de l'*amomum cardamomum* a la forme d'une capsule membraneuse et papyracée, triangulaire, à trois loges et à trois valves, sillonnée sur toutes ses faces, et contenant dans chaque loge une dixaine de petites semences rougeâtres d'une configuration irrégulière, ayant quelque analogie avec celle de la cochenille. Ces semences ont une saveur âcre et piquante, et une odeur forte et aromatique.

Le grand cardamome, ou la maniguette, a la même forme que le précédent; il est d'un gris-brun et d'une saveur camphrée; sa grosseur est plus considérable.

Propriétés. Ces deux fruits recèlent des propriétés excitantes qui se manifestent particulièrement sur l'appareil génital. Je les associe ordinairement à d'autres substances propres à en augmenter ou à en modérer l'effet, suivant la disposition particulière des sujets.

19.° Semences d'AGNUS CASTUS, *vitex agnus castus.* L'arbrisseau qui fournit cette semence appartient à la famille naturelle des pyrénacées, voisine des labiées dont elle diffère par sa corolle irrégulière, tubuleuse, de couleur violette ou purpurine ; son calice est court et blanchâtre ; les étamines sont saillantes ; le fruit est un drupe mou contenant un osselet à quatre loges et à quatre graines. Cet arbrisseau, dont le tronc est droit et nu, s'élève à la hauteur d'un mètre et demi, et produit à son sommet beaucoup de rameaux faibles, plians et blanchâtres ; ses feuilles sont opposées, pétiolées, et imitent, en quelque façon, celles du chanvre ; les folioles qui les composent sont ordinairement au nombre de cinq, lancéolées, pointues, entières ou dentées, vertes en dessus, blanches et cotonneuses en dessous ; les fleurs qui terminent les rameaux sont en épis verticillés. L'agnus castus croît naturellement dans les lieux humides des provinces méridionales ; il est odorant dans toutes ses parties.

Les fruits, qui sont la seule partie de la plante dont on fait usage, sont ronds et du volume de ceux du poivre, de couleur noirâtre à la partie supérieure, revêtus inférieurement par le calice qui est persistant, à cinq dents inégales, d'un gris-cendré : ces petits fruits ont quatre loges dans leur intérieur ; ils ont une odeur assez douce lorsqu'ils sont secs et entiers, mais lorsqu'ils sont divisés ils répandent une odeur très-désagréable, que l'on a comparée à celle de staphysaîgre; ils ont une saveur âcre et aromatique.

Propriétés. Le nom sous lequel on désigne cette plante indique assez les propriétés que les anciens lui ont supposées. Naguères on préparait encore avec ses fruits un sirop que l'on croyait propre à éteindre les feux de la concupiscence dans lès maisons monastiques : toutefois il est difficile de concevoir qu'une substance aussi aromatique puisse avoir d'autres effets que ceux d'exciter les organes génitaux ; l'expérience de quelques médecins modernes milite sur-tout en faveur de cette opinion. J'emploie les semences de cette dernière plante en infusion aqueuse, vineuse et alcoholique, et les fais entrer dans plusieurs de mes formules.

20.° Semences de CACAO, *theobroma cacao.* L'arbre qui fournit les semences de cacao appartient à la famille naturelle des malvacées, et croît dans l'Amérique méridionale ; le fruit dans lequel les semences sont contenues a la forme d'un concombre; il est rempli d'une pulpe blanchâtre, aigrelette, au milieu de laquelle se trouvent disséminées une centaine de semences d'une forme analogue à celle des amandes, mais dont l'intérieur est brun et se divise en lobes irréguliers séparés par de petites membranes blanches : on retire les semences après avoir cueilli le fruit et l'avoir laissé fermenter pendant quelque temps; on les fait ensuite sécher, et on les enfouit dans la terre pendant quelques semaines, pour leur faire perdre leur âcreté.

Le cacao le plus estimé est le caraque qui vient de la province de Nicagaragua, dans la Nouvelle-Espagne, et de Caraque, ville et port du Pérou, sur l'Océan pacifique. On reconnaît le cacao caraque à la couleur terne et grisâtre de son épiderme qui adhère très-peu à l'amande; couleur qui lui vient de ce qu'il est terré pendant quelque temps pour lui enlever l'excès de ses principes oléagineux; il est aussi plus arrondi que celui des îles; il est d'un rouge violet à l'intérieur; sa saveur est douce et agréable ; il contient moins d'huile que le cacao des îles.

Propriétés. Le cacao en général, et le cacao caraque sur-tout, le seul que j'emploie, jouit de propriétés éminemment nutritives et stimulantes; il convient dans tous les cas d'atonie et de consomption, lorsqu'il s'agit de stimuler le jeu des organes; d'exciter l'action qui préside à la nutrition, et d'augmenter la sécrétion spermatique; j'emploie le cacao sous diverses formes, tantôt en poudre ou en pastilles, tantôt associé au sucre et à la vanille, à l'état de chocolat; dans quelques cas aussi je l'unis au salep et à des substances aromatiques.

21.° La VANILLE, fruit de *l'epidendrum vanilla*, de la famille naturelle des orchidées, se trouve au Pérou ou au Mexique; on la trouve aussi aux îles de Cuba, à la Jamaïque et à Saint-Domingue; la plante qui la fournit a une racine qui pousse en terre; mais la tige est armée de petites radicules qui s'implantent dans l'écorce des arbres voisins, et qui servent autant à la nourrir qu'à la soutenir, puisqu'elle peut continuer à végéter après avoir été séparée de terre.

L'épidendrum vanilla est cultivé au Mexique avec beaucoup de soin; on en distingue trois variétés qui produisent trois fruits différens: l'un plus gros et plus court, l'autre grêle et alongé; le troisième, qui est plus long que les deux autres, et qui est presque inodore. La vanille est une silique droite, légèrement comprimée, d'un rouge brun, ridée et sillonnée dans sa longueur, un peu renflée au milieu, rétrécie à ses deux extrémités, et recourbée à sa base ; elle est flexible, grasse au toucher, souvent recouverte d'une efflorescence blanche, cristalline et aiguillée, qui la fait désigner alors sous le nom de vanille givrée. Elle doit cet état à l'acide benzoïque qui en exsude; elle contient à l'intérieur une pulpe molle, huileuse, noirâtre, dans laquelle est contenue une infinité de petites semences noires, rondes et luisantes. La vanille moyenne est la plus estimée lorsqu'elle possède d'ailleurs les qualités ci-dessus. La vanille contient une huile volatile et de l'acide benzoïque, d'où elle tire ses principes aromatiques ; son odeur est des plus suaves et des plus persistantes ; sa saveur est exquise; aussi fait-elle l'assaisonnement le plus recherché des mets sucrés, du chocolat, des liqueurs de table, etc.

Propriétés. La vanille est classée, à juste titre, parmi les médicamens excitans ; prise en substance ou dans un véhicule convenable, même à faible dose, elle excite fortement la muqueuse gastrique dont l'action se communique sympathiquement et d'une manière presque soudaine au cerveau et à tous les organes qui sont sous sa dépendance. Prise à haute dose, cette substance porte dans le sang des principes qui exercent la même excitation sur tous les systêmes de la vie organique, et spécialement sur l'appareil génital, où elle détermine un plus grand afflux de sang; c'est ainsi qu'elle agit à-la-fois comme aphrodisiaque et comme emménagogue.

Je fais entrer cette substance dans beaucoup de préparations tant internes qu'externes ; je l'administre aussi en substance, seule ou associée à d'autres médicamens, en infusion vineuse et alcoolique ; dans quelques cas, je fais incorporer l'huile que l'on en obtient dans des pommades, linimens, etc.

22.° Opium, suc extrait du *papaver somniferum*, de la famille naturelle des papavéracées, obtenu par l'expression ou la décoction de la plante; on en forme des pains orbiculaires de quatre à seize onces que l'on entoure de feuilles de pavots ou autres plantes narcotiques, et que l'on roule ensuite dans des semences de *rumex*.

On doit le choisir en morceaux secs et purs, se cassant sous le marteau, ayant une cassure nette, luisante et très-brune, une odeur forte et vireuse, une saveur amère, nauséeuse, âcre et persistante; il doit être soluble dans l'eau en très-grande proportion, se ramollir sous les doigts, et s'enflammer à l'approche d'une bougie allumée; il est alors susceptible de donner un dixième d'extrait.

Propriétés. L'opium ne doit être employé comme aphrodisiaque que dans des cas extrêmement rares, et avec la plus grande discrétion; car, bien que les Orientaux en fassent également usage pour s'exciter aux combats de Mars et de Vénus, il est néanmoins certain que son emploi prolongé finit constamment par déprimer et même par éteindre entièrement les facultés génératrices.

23.° BAUME DE LA MECQUE, *balsamum meccanense.*

24.° BAUME DE TOLU, *balsamum tolutanum.*

25.° BAUME DU PÉROU, *balsamum peruvianum.*

26.° BAUME BE BENJOIN, *balsamum benzoë.*

Nous comprendrons dans un seul et même article, tout ce que nous avons à dire sur ces quatre baumes, dont le mode d'action physiologique offre la plus grande analogie.

1.° Le baume de la Mecque, plus justement

nommé térébenthine de la Mecque, est fourni par *l'amiris oppobalsamum*, de la famille des térébinthacées, qui croît naturellement dans l'Arabie heureuse, et que l'on cultive dans l'Egypte et la Judée. On obtient cette térébenthine, ou résine liquide, soit par des incisions faites au tronc et aux branches, soit en faisant bouillir les rameaux et les feuilles dans l'eau : celui que l'on obtient par incision est le plus beau ; on ne le rencontre que très-rarement en Europe. Celui qu'on y trouve le plus communément présente les caractères suivans : il est liquide, d'une odeur particulière très-agréable, blanchâtre et trouble lorsqu'il est récent, mais il jaunit et prend de la transparence en vieillissant ; il acquiert en même temps une consistance plus ou moins épaisse, et finit même par devenir solide.

2.° Le baume de Tolu s'obtient du *balsamum toluifera*, de la famille naturelle des térébinthacées, arbre qui croît dans l'Amérique méridionale, que l'on cultive abondamment aux environs de Tolu, non loin de Carthagène. Ce baume découle du tronc de l'arbre, par des incisions que l'on a soin d'y pratiquer. Il est ordinairement solide, sec et cassant à froid ; en élevant la température, il coule très-facilement, et ne forme qu'une seule masse comme le fait la poix. Sa couleur est d'un jaune clair ou roux, demi-transparente ; son odeur est extrêmement suave, et a quelque analogie avec celle du citron ; sa saveur est douce et agréable; il se ramollit sous la dent et y devient ductile; projeté sur le charbon, il s'y fond, brûle en répandant une fumée blanche, aromatique et très-agréable ; il est entièrement soluble dans l'alcohol, dans l'éther ; l'eau lui enlève une très-grande quantité d'acide benzoïque, à la seule température du bain-marie.

Dans le commerce, le baume de Tolu est ordinairement contenu dans de grandes bouteilles de terre que l'on nomme *potiches;* on l'apporte aussi, mais plus rarement, dans de petites calebasses ; dans ce dernier cas, il est plus mou, plus pur et plus suave; c'est alors qu'on le donne pour du baume du Pérou sec.

3.° Le baume du Pérou est fourni par le *myroxilon peruiferum* de Linné, ou par le *myrospermum peruiferum* de Lamarck et Jussieu, que l'on a reconnu depuis peu être absolument identiques. C'est un grand arbre qui appartient à la famille naturelle des légumineuses, qui croît au Pérou, au Brésil, et dans d'autres parties de l'Amérique méridionale. On distingue dans le commerce trois variétés du baume du Pérou; 1.° le blanc, 2.° le roux, 3.° le noir. Le premier est liquide et presque transparent; il s'obtient par des incisions pratiquées au tronc de l'arbre. Le second, qui est solide, est recueilli de la même manière que le précédent. Ces deux espèces sont extrêmement rares dans le commerce européen; elles sont ordinairement renfermées dans des fruits de calebasses; ce sont les plus estimées à cause de leur pureté et de la suavité de leur odeur. Le troisième est celui que l'on trouve le plus communément dans le commerce; il est liquide, d'une consistance sirupeuse, d'une couleur brune-rougeâtre très-foncée, d'une odeur forte et très-agréable; sa saveur est âcre, amère et désagréable, ce qui la distingue du baume de Tolu: il est entièrement soluble dans l'alcohol; il brûle sur les charbons ardens en répandant une fumée épaisse; il cède une grande partie de son acide benzoïque à l'eau bouillante. Lorsqu'il séjourne pendant longtemps dans un vase, il dépose sur ses parois de petits cristaux blanchâtres qui sont formés d'acide benzoïque.

4.° Le benjoin est un baume solide fourni par le *styrax benzoin*, de la famille naturelle des ébénacées. Cet arbre croît dans la partie méridionale de l'île de Sumatra. On le trouve également à Java et dans le royaume de Siam; c'est par des incisions pratiquées au tronc de l'arbre que s'écoule le benjoin; il est d'abord liquide et blanchâtre, mais il ne tarde pas à se colorer et à se solidifier par le contact de l'air; on prétend que chaque arbre peut en fournir environ trois livres, et que les incisions peuvent être continuées pendant dix à douze années consécutives.

On trouve dans le commerce deux sortes de benjoin; le benjoin *amygdaloïde* et le benjoin *en sorte*. Le premier, qui est le plus pur et le plus estimé, est ainsi nommé parce qu'il offre des larmes ovoïdes, blanchâtres, ayant quelque ressemblance avec des amandes agglomérees dans une pâte brune et rougeâtre; le second, moins pur, ne présente qu'une teinte presqu'uniformément brunâtre. Ce baume a une odeur très-agréable, ayant quelque rapport avec celle du baume du Pérou; sa saveur est aromatique, un peu acidule et légèrement âcre: sa cassure est nette, luisante, et comme vitreuse; il est friable; il craque sous-la dent lorsqu'on le mâche; jeté sur des charbons ardens, il se fond et brûle en laissant dégager une fumée blanche, épaisse, qui a une odeur très-forte et qui irrite la gorge. Cette fumée reçue et condensée dans des vases froids, forme des crystaux blancs d'acide benzoïque. Le benjoin est soluble dans l'alcohol et dans l'éther; l'eau précipite alors sa dissolution; c'est par ce moyen que l'on prépare le lait virginal, préparation cosmétique qui rend la peau plus souple et plus lisse.

Propriétés. Les quatre baumes que nous venons de décrire jouissent de propriétés très-excitantes. Appliqués sur les parties vivantes, ils les stimulent, développent en eux un surcroît de vitalité, et accélèrent leur mouvement. En nous bornant ici à étudier leurs effets sur l'appareil génital, nous observons qu'ils en modifient d'une manière sensible les propriétés vitales. Administrés à l'intérieur ou appliqués à l'extérieur, ils stimulent les surfaces avec lesquelles ils sont mis en contact, et impriment sympathiquement à l'appareil génital une excitation plus ou moins forte. On observe toutefois que leur action est d'autant plus marquée, qu'elle s'exerce directement sur les organes génitaux ou sur des parties qui ont avec eux des liaisons sympathiques plus étroites. C'est ainsi que dans certains cas d'anaphrodisie, j'ai employé avec un succès extraordinaire des préparations emplastiques uniquement composées de ces quatre baumes, ou unis à d'autres substances, dont je fais recouvrir la région lombaire.

2.° *Règne animal.*

27.° La CANTHARIDE, *cantharis vesicatoria* de Geoffroy; *lytta vesicatoria* de Fabricius; *meloë vesicatorius* de Linnée, est un insecte de la famille naturelle des coléoptères, ayant six pieds et quatre ailes, dont les deux supérieures sont nommées élytres, et servent d'étui aux deux inférieures. Sa longueur est de six à dix lignes, et sa largeur de deux à trois au plus; il est d'un vert-doré, luisant, avec des antennes noires; on le trouve pendant les mois de juin et juillet, sur le frêne, le lilas, le troëne, etc., où son odeur forte, vireuse et désagréable, indique sa présence. Cet insecte habite une grande partie de l'Europe; mais on le trouve plus communément dans les contrées du Midi; quand on le récolte, on le fait périr en l'exposant à la vapeur du vinaigre, et on le soumet ensuite à la dessiccation.

Propriétés. Les cantharides ont une saveur âcre et caustique, une odeur vireuse, désagréable et très-pénétrante ; la poudre de ces insectes appliquée sur la peau et sur les surfaces muqueuses, y détermine promptement une phlogose très-marquée. Prise intérieurement et à forte dose, elle exerce la même action que les poisons irritans, et en détermine tous les accidens, tels que, douleur vive à l'épigastre, soif intense, nausées, vomissemens, coliques atroces, déjections sanguinolentes, hématurie, accompagnée chez l'homme, de priapisme opiniâtre et douloureux, etc., etc. La mort a quelquefois été la suite de l'ingestion de cette substance. Ambroise Paré a rapporté l'exemple d'un abbé qui, pour se montrer vigoureux champion de Vénus, prit une forte dose de poudre de cantharides qui fut suivie d'accidens mortels.

Malgré le danger que peut entraîner l'emploi de cette substance, plusieurs médecins n'ont pas craint de la prescrire à l'intérieur dans le but d'exciter les organes urinaires, dans le cas d'hydropisie et d'atonie de la vessie, ou de réveiller l'action des organes génitaux en cas d'impuissance. Mais les accidens qui peuvent accompagner ou suivre son administration, doivent dicter la plus grande réserve dans son emploi ; j'avoue même avoir donné constamment la préférence aux préparations de cantharides destinées à l'usage extérieur, en ce qu'elles peuvent remplir le même but sans présenter les mêmes inconvéniens.

28.° Le CASTORÉUM, *castoreum*, est le produit d'une sécrétion particulière fournie par le *castor fiber* (Linnée), de la classe des mammifères, de l'ordre des rongeurs, qui habite la Sibérie et le Canada. On en trouve aussi en France, en Prusse, en Pologne, en Allemagne, connus sous le nom de *bicores ;* mais ils vivent solitaires, et n'ont aucune des qualités industrielles que l'on remarque dans ceux qui vivent en société. Le castoréum est secrété dans deux poches pyriformes, glanduleuses, situées au-dessous de la peau de l'abdomen, près du prépuce, et que l'on a mal-à-propos confondues avec les testicules de l'animal. L'humeur qu'elles contiennent est liquide, de couleur jaunâtre, de consistance sirupeuse. On la trouve dans le commerce, renfermée dans les poches où elle a été sécrétée, et qui sont réunies à la manière d'une besace, fortement ridées ou aplaties, et dont l'une est constamment plus volumineuse que l'autre ; le lien qui les unit paraît être leur conduit excréteur. Séparé de l'animal qui le fournit, le castoréum est solide, a une saveur âcre et amère, une odeur forte et même fétide, une couleur noirâtre à l'extérieur, jaunâtre ou fauve à l'intérieur ; sa cassure est résineuse, et entremêlée de membranes blanchâtres. Lorsqu'il est récent, il conserve un certain degré de mollesse, et est alors plus odorant et plus sapide; mais il ne faut pas confondre cette mollesse avec celle qui résulte de l'action de l'humidité à laquelle est exposé le castoréum, et qui lui donne ordinairement un commencement de putréfaction; c'est pour éviter toute erreur à cet égard, que je conseille de prendre le castoréum le plus sec et le plus odorant.

Propriétés. Le castoréum jouit à-la-fois de propriétés excitantes et anti-anaphrodisiaques; administré en substance, en teinture éthérée, alcoholique, etc., il convient particulièrement aux personnes délicates et nerveuses.

29.° L'AMBRE GRIS, *ambra cinerea.*

30.° LA CIVETTE, *zibethum.*

3.° LE MUSC, *moschus.*

Ces trois substances étant douées d'un même mode d'action, leur description nous a paru devoir rentrer dans un seul et même article.

1.° L'ambre gris est une substance particulière que quelques naturalistes considèrent comme une matière excrémentitielle du cachalot, *physeter macrocephalus*, de la classe des mammifères, de l'ordre des cétacés, habitant les mers qui avoisinent les pôles ; elle ne se forme que dans le cas de maladie, et doit être considérée comme une sorte de bézoard. On le trouve flottant sur les eaux de la mer, aux environs de Madagascar, du Coromandel, des îles Moluques et du Japon. Cette matière paraît avoir été liquide dans sa première formation, car on trouve souvent dans son intérieur des arètes de poisson, des becs de sèche, et d'autres animaux marins. L'ambre gris est en masses irrégulières, arrondies, et formées par couches du poids d'une livre au plus : on en a rencontré quelquefois d'un volume beaucoup plus considérable. Cette matière est solide, plus légère que l'eau, d'une cassure squammeuse, se ramollissant et se fondant comme de la cire à l'aide de la chaleur ; de couleur grise, tachetée de jaune et de noir, d'une odeur douce, très-suave et très-expansible, d'une saveur presque nulle, soluble en grande partie dans l'alcohol. Cette substance est rare et fort chère.

2.° La civette est une matière fournie par deux animaux de la classe des mammifères, et de l'ordre des dégitigrades nommés *viverra civetta et viverra zibetta*; elle est sécrétée par des glandes et déposée dans une poche membraneuse située entre l'anus et les parties de la génération. Les animaux qui la fournissent, se trouvent dans les contrées les plus chaudes de l'Afrique et de l'Asie où on les élève avec soin; c'est surtout dans l'Abyssinie qu'on en élève un plus grand nombre, puisque, d'après le rapport des voyageurs, il y a des marchands qui en ont jusqu'à trois cents; on recueille dans des vases hermétiquement fermés la civette que l'on a extraite au moyen d'une cuiller que l'on introduit dans la poche chargée de recevoir le produit de cette sécrétion.

La civette est une matière demi-fluide, onctueuse, blanchâtre, devenant brune et épaisse à l'air, d'une odeur très-forte et désagréable; sa composition a quelque analogie avec celle du castoréum.

3.° Le musc est fourni par le *moschus moschiferus*, de la classe des mammifères, de l'ordre des ruminans. Il est contenu dans une poche située entre le nombril et les parties de la génération, en devant du prépuce ; le musc a beaucoup d'odeur dans les animaux qui habitent le Thibet et la Chine ; il en a infiniment moins dans ceux qui vivent dans les contrées septentrionales ; la poche destinée à recevoir le produit de cette sécrétion, ne se remplit qu'à l'âge adulte, et l'on remarque même que c'est à l'époque du rut que cette sécrétion a lieu et que ses qualités sont plus prononcées.

Le musc a une consistance demi-fluide dans l'animal vivant ; mais lorsqu'il en est séparé il devient presque solide, grumeleux, onctueux au toucher, d'un brun noirâtre comme du sang coagulé et desséché ; il a une saveur amère, aromatique, une odeur forte qui lui est particulière, très-expansible et tenace, difficile à supporter lorsqu'elle est concentrée, mais devenant assez agréable lorsqu'elle est affaiblie.

Il existe dans le commerce deux sortes de musc ; celui du *Tunquin*, renfermé dans des poches dont le poil est fauve, et celui du Bengale ou plutôt du Thibet, plus connu encore sous le nom de musc *Kabardin*, dont le poil est blanchâtre et comme argenté ; ce dernier est sec, moins odorant ; son odeur se rapproche de celle des plantes aromatiques ; il est moins estimé que le précédent.

Propriétés ; les trois substances dont il s'agit sont douées de propriétés excitantes très-remarquables ; leur odeur forte et pénétrante jointe à son extrême diffusibilité, les rend surtout propres à agir d'une manière spéciale sur le cerveau, et à développer dans tout l'organisme des phénomènes de réaction qui se manifestent particulièrement sur l'appareil génital ; c'est pour atteindre ce dernier but que je les ai employées avec un égal succès, soit à l'intérieur (poudre, potion, pilules), soit à l'extérieur (linimens, pommades), etc., pour combattre la stérilité qui paraît être le fruit d'un état asthénique des organes sexuels.

Bien qu'il existe encore un très-grand nombre de substances capables d'augmenter les propriétés vitales de l'appareil sexuel, nous avons cru devoir nous borner à l'examen de celles dont les effets nous ont paru plus appréciables. Nous aurions pu parler de quelques autres qui appartiennent au règne minéral et qui ont été plus ou moins vantées comme propres à atteindre le même but, tels que le borax, le phosphore, la pierre d'aigle, etc.; Mais outre que ces substances n'agissent qu'en raison de leurs propriétés excitantes, elles ne sont pas moins infidèles dans leur résultat que dangereuses dans leur administration.

DES DIVERSES PRÉPARATIONS EMPLOYÉES EXTÉRIEUREMENT, POUR COMBATTRE LA STÉRILITÉ.

Bain asérasique.

℞	Teinture de benjoin	℥ x.
	— de ginseng du Japon	℥ iv.
	— de cinéraire sibérienne	℥ ij.
	Ambre gris	ʒ s.
	Huile essentielle de roses	℈ j.

Mêlez.

Usage. On verse la liqueur dans le bain quelques minutes avant d'y entrer, en ne mettant d'abord que moitié de la dose dans les quatre à cinq premiers bains, que l'on a soin de prendre à la température de 26 à 30 degrés de Réaumur.

Autre bain.

♃ Teinture de genièvre...........	aña ℥ iij
— de *calamus aromaticus*......	
— de menthe poivrée...............	℥ ij.
— de noix muscade...................	℥ j ß.
— de ginseng.........................	℥ iv.
Esprit de romarin....................	ʒ ij.

Ceintures asérasiques.

Baume du Pérou
Baume de Gilead................ *aña* ℥ iv.

Mettez ces deux baumes dans une cornue de verre, adaptez un alonge, puis un balon pour servir de récipient, faites distiller à un feu très-doux, jusqu'à ce que vous ayez obtenu, en huile essentielle, un trente-deuxième du poids des deux baumes, ou deux gros du mélange ci-dessus : mettez à part ce premier produit de la distillation, et continuez toujours de distiller jusqu'à ce qu'il ne reste dans la cornue qu'une matière résineuse vitrifiable. Mettez encore à part ce second produit de la distillation, que vous enfermerez dans des flacons bien bouchés pour l'employer dans d'autres opérations dont je fais usage, et en particulier pour les pommades asérasiques.

Sur quatre onces de résidu vitrifiable, ajoutez, après l'avoir fait ramollir à un feu doux, deux gros d'huile essentielle composée avec parties égales

D'essence de bois de Rhodes.
D'essence premier produit de la distillation des deux baumes.
D'essence pure de néroli.
D'essence de bergamotte.
D'essence de vanille.

Faites liquéfier ce mélange emplastique à une douce température, pour l'étendre ensuite à la manière des sparadraps; il faut pour cela se servir d'une toile à fil plat, que l'on a eu soin d'enduire, sur la surface où l'on doit étendre le résidu balsamique, de deux couches gélatineuses préparées avec la gélatine la plus blanche; il faut ensuite couvrir la surface opposée avec du taffetas ou du satin, tant pour empêcher la matière emplastique, lorsqu'elle est appliquée à la surface du corps, de traverser les mailles de la toile et de s'attacher aux vêtemens, que pour concentrer davantage son action sur la partie où elle est appliquée.

Ces ceintures doivent avoir environ quinze

pouces de longueur, quelquefois plus, quelquefois moins, sur cinq environ de largeur.

Quand elles sont préparées, on les roule en couvrant le côté emplastique d'un papier de soie légèrement graissé avec l'huile douce de Behen, pour empêcher les surfaces d'adhérer entr'elles; on les enferme ensuite dans un étui pour conserver les substances odorantes et prévenir l'altération des emplâtres.

Pour augmenter l'action de ces ceintures, j'augmente la proportion des substances aromatiques; quelquefois j'en ajoute d'autres, telles que le musc, la canelle, l'ambre gris, etc.

Ces ceintures sont destinées à être appliquées sur la région lombaire, immédiatement au-dessus de l'insertion des muscles fessiers ou de la crète des os des îles.

Premier liniment anti-anaphrodisiaque.

℞ Baume vert de Metz	℥ j.
Huile de cantharides	℥ s.
— d'œufs }	*aña* ℥ ijj.
— de rhodiola }	
Essence de néroli }	*aña* ʒ j.
— de bergamotte }	
Musc }	*aña* g. IV.
Ambre gris }	

M. F. S. A. un liniment.

Deuxième liniment anti-anaphrodisiaque.

Huile de menthe des jardins. . . . .
— de ginseng du Japon. . . . . *aña* ℥ij.
— de grand et de petit cardamome. *aña* ℥ ß.
Teinture de racine d'actée à grappes. . . . . ℥ j.
Essence de vanille.
— de canelle de Ceylan.
— de rhodiola.
— de sauge.
— de lavande. . . . . *aña* ʒ j.
Mêlez selon l'art pour un liniment.

Troisième liniment anti-anaphrodisiaque.

Baume anodin de Batès.
— Oppodeldoch. . . . . *aña* ℥ ij ß.
Huile essentielle de macis.
— — de menthe anglaise.
— — de vanille.
— — de rhodiola. . . . . *aña* ʒ ij.
Préparez, selon l'art, un liniment.

Teinture de benjoin composée.

Alcohol de Montpellier. . . . . ℥ xv.
Eau distillée. ℥ vj.
Baume du Pérou, liquide. . . . . ℥ j.
— de Tolu. . . . . ℥ iv.

Soumettez à la distillation au bain-marie, après avoir laissé macérer pendant huit jours jusqu'à ce que vous ayez obtenu quatorze onces de produit alcoholique, faites ensuite digérer pendant un mois, dans le produit de la distillation,

Benjoin amygdaloïde. . . . . ℥ iv.

que vous aurez préalablement réduit en poudre impalpable; filtrez ensuite au papier Joseph.

POMMADES ASÉRASIQUES.

Première pommade.

Onguent rosat.
Extrait sec de kina. . . . . *aña* ʒ iij.
Extrait de ginseng du Japon.
Extrait de semences du grand cardamome. *aña* ʒ ij.
Second produit de la distillation du mélange pour les ceintures. . . . . ʒ ß.
Essence de marjolaine.
— du baume de la Mecque. . . . . . . *aña* gout. xij.

Opérez selon l'art, de manière à obtenir une pommade parfaitement homogène.

Deuxième pommade.

Extrait de vanille.
— de ginseng.
— de cinéraire sibérienne. . . . . *aña* ʒ ij.
Huile de palme.
Onguent rosat. . . . . *aña* ʒ iij. ß

Second produit de la distillation des baumes pour ceintures......... ℈ j.
Essence de néroli pure.
— de rhodiola................. *aña* gout. xij.
Civette...................... gr. ij.

Opérez comme ci-dessus pour obtenir le même résultat.

DES DIVERSES PRÉPARATIONS EMPLOYÉES INTÉRIEUREMENT POUR COMBATTRE LA STÉRILITÉ.

Sirop anti-anaphrodisiaque destiné principalement à l'usage des hommes

Racine de ginseng du Japon........... ℥ ij.
Cinéraire sibérienne................ ℥ j.
Gousses de vanille.................. ℥ j.
Semences de petit cardamome.
— du grand cardamome.......... *aña* ℥ ij.
Racine de Jean de Lopez................ ℥ ß.
Semences de cacao................... ℥ vj.
Sucre blanc........................ ℔ ij.
Musc.
Civette........................ *aña* Q. S.
Ambre gris......................... ʒ ß.

Sirop anti-anaphrodisiaque principalement consacré à l'usage des femmes.

Racine de ginseng du Japon............ ℥ j.
— de Jean de Lopez................. ℥ ij.
— de salep de Perse................. ℥ ß.
Bois de rhodiola.................... ℥ j.
Truffe noire........................ ℥ ij.
Feuilles de Cataire.................. ℥ j.
Gousses de vanille.................. ʒ iv.
Semences de cardamome petit.
— de grand cardamome.......... *aña.* ℥ j.
Sucre blanc......................... ℔ ij.
Musc, civette....................... Q. S.
Ambre gris.......................... ℈ j.

Faites macérer toutes ces substances dans le vin pendant quinze jours. Filtrez ensuite avec le plus grand soin, réunissez à la colature le produit alcoholique de la distillation, et mettez en bouteille, que vous fermerez avec le plus grand soin.

On doit préparer ces deux sirops de manière qu'ils retiennent la totalité des principes extractifs et volatils. Malgré toutes les difficultés qu'offre leur confection, à cause de la nature même des substances qui entrent dans leur composition, M. Regnauld a su trouver un procédé qui donne les résultats les plus satisfaisans.

Il n'est pas inutile d'avertir ici que ces deux préparations sont susceptibles de subir quelques modifications en raison des divers circonstances individuelles, soit physiologiques, soit pathologiques. C'est ainsi que j'ai souvent cru nécessaire de ne pas y faire entrer le musc et la civette dont l'action ne me paraît nullement indifférente, même dans beaucoup de cas qui semblaient s'offrir avec quelque apparence d'identité.

Pastilles asérasiques.

℞ Cacao caraque.................... ℥ iv.
Racine de ginseng du Japon.......... ʒ iv.
Gousses de vanille givrée............ ʒ iv.
Canelle de Ceylan.................. ʒ ij.
Racine d'actée à grappes............ ʒ j.
Sucre crystallisé.................. ℔ j.
Musc.......................... ℈ j.
Ambre gris...................... ʒ ß.
Gomme adraganthe................ Q. S.

F. S. L. une masse que vous diviserez en mille pastilles que vous ferez sécher pour l'usage.

Vin tonique asérasique.

Racine de zedoaire................. ℥ ij.
Semences d'*agnus castus*............ ℥ j.

Ecorces de cascarille. . . . . ℥ j.
Baume d'*acorus calamus*. . . . . ʒ vj.
Alcohol rectifié. ℥ viij.
Eau pure. . . . . ℔ j.

Faites macérer pendant quinze jours, et soumettez à la distillation au bain-marie pour obtenir huit onces de produit distillé; d'autre part :

℞ Racine de scille sèche. . . . . ʒ vj.
— de rhubarbe de Moscovie. . . . . ℥ j.
— de ginseng du Japon. . . . . ℥ j ß.
Ecorces de canelle de Ceylan. . . . . . . ℥ iij.
Feuilles de cendraire sibérienne. . . . ℥ ij.
Carbonate de potasse.
Sel fixe d'absynthe. . . . . *aña* ℥ j, ʒ j.
Bon vin de Chablis, de trois ans. . . . . ℔ xij.

Faites macérer ces substances dans le vin pendant quinze jours; filtrez ensuite avec soin, joignez à la colature le produit alcoholique de la distillation et mettez en bouteille, que vous boucherez bien exactement.

Marmelade anti-anaphrodisiaque.

℞ Beurre de cacao. . . . . ℥ j ß.
Manne choisie. ℥ j.
Gomme arabique en poudre.

Extrait anti-anaphrodisiaque ana..... ʒ iv.
— Mou de quinquina.............. ʒ ij.
— De Safran..................... ʒ ß.
Laudanum liquide de Sydenham..... g. xij
Eau de fleurs d'orangers........... ℥ ß.
Sirop balsamique de Baume de Tolu.. q. s.
M. F. S. A. une marmelade.

A prendre une cuillérée à bouche, matin et soir, que l'on pourra augmenter graduellement jusqu'à six cuillerées à bouche, prises dans la journée, deux ou trois heures avant ou après chaque repas.

N. B. Les extraits, pilules et teintures aséra-riques, se composent avec les substances que nous avons avons indiquées précédemment et se modifient toutefois suivant les diverses circonstances individuelles.

Je termine ici l'exposition des formules propres à combattre l'anaphrodisie parce que ce sont celles dont je fais un plus fréquent usage dans ma pratique; je n'ai pas cru devoir indiquer les différentes modifications dont elles sont susceptibles, parce qu'elles ne sont pas moins variées que les conditions physiologiques dans lesquelles peuvent se trouver les sujets anaphrodites.

FIN.

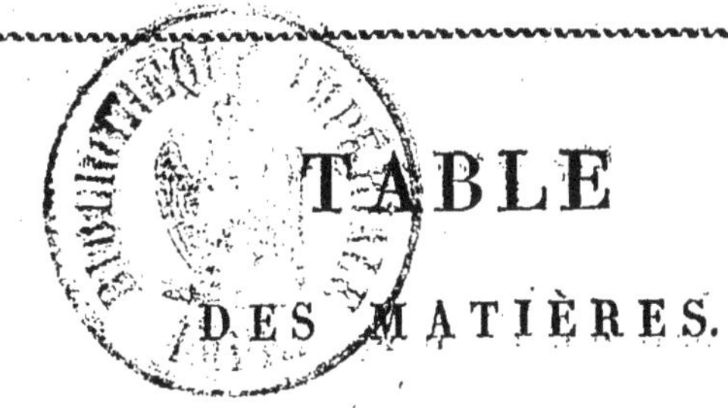

TABLE DES MATIÈRES.

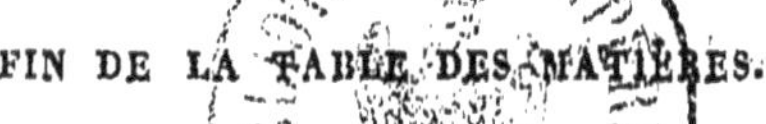

FIN DE LA TABLE DES MATIÈRES.

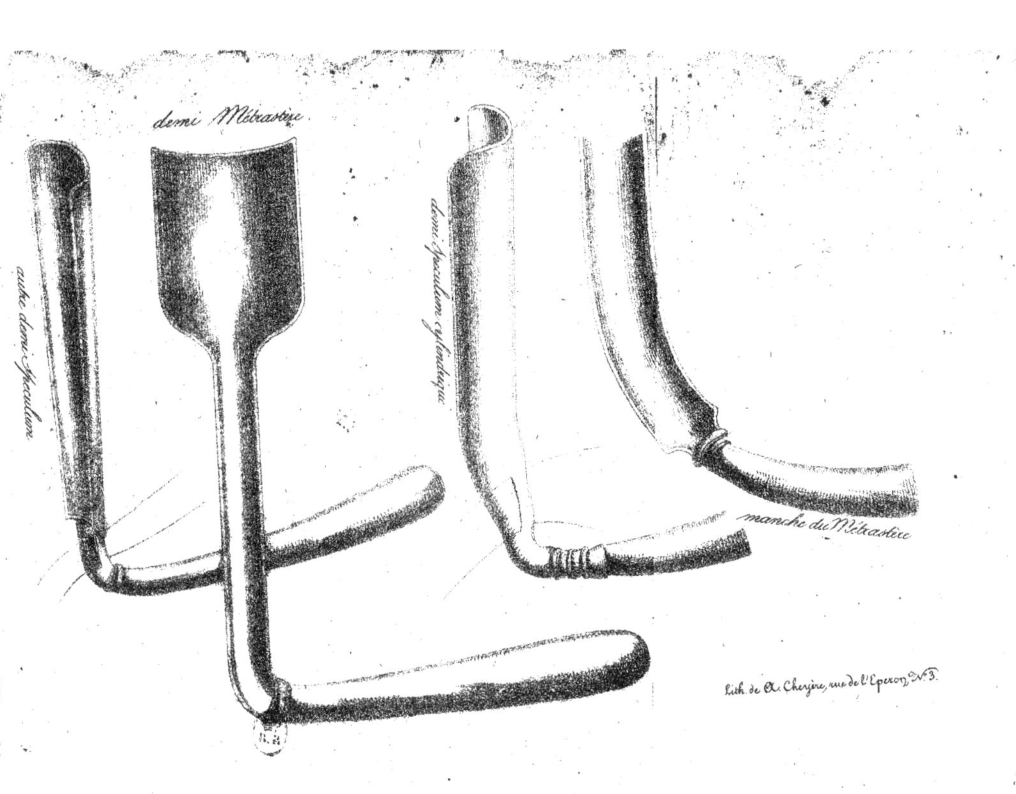
demi Métrastère
autre demi Speculum
demi Speculum cylindrique
manche du Métrastère
Lith. de A. Chezière, rue de l'Eperon, N° 3.

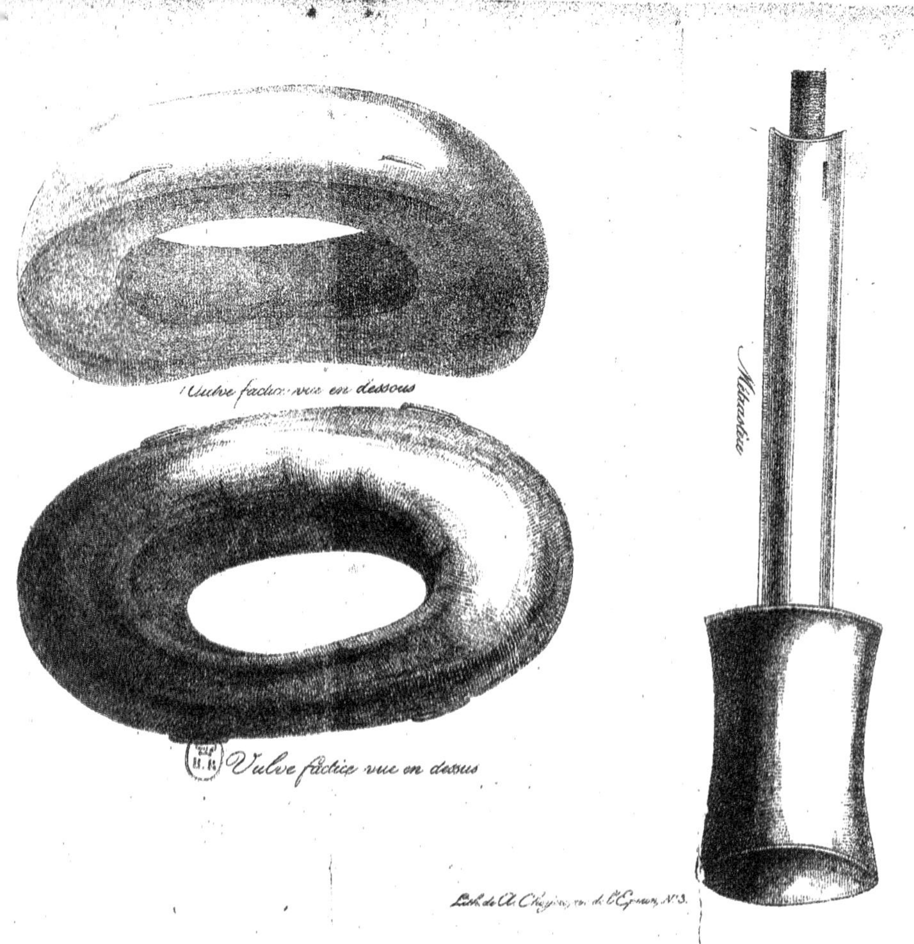

Vulve factice vue en dessous

Vulve factice vue en dessus

www.ingramcontent.com/pod-product-compliance
Ingram Content Group UK Ltd.
Pitfield, Milton Keynes, MK11 3LW, UK
UKHW020950230726
13923UKWH00007B/221